» 专家解百病系列丛书

图说前列腺疾病

总主编　张清华

主　编　朱建明　余　海

U0206006

中国健康传媒集团

中国医药科技出版社

内 容 提 要

　　本书为《专家解百病系列丛书》医学科普系列之一，聚焦了前列腺疾病的防治话题，以通俗易懂的语言，全面介绍了前列腺疾病的病因、症状、诊断与鉴别诊断、治疗及预防保健。

　　全书内容科学、权威、针对性强，通俗易懂、可读性好，对读者了解相关疾病常识、有效就医、科学家庭护理保健等有非常好的实际指导作用，可为前列腺疾病患者及其家属提供寻医问病的实用指南

图书在版编目（CIP）数据

图说前列腺疾病 / 朱建明，余海主编.—北京：中国医药科技出版社，2019.8
（专家解百病系列丛书）

ISBN 978-7-5214-1101-0

Ⅰ.①图… Ⅱ.①朱… ②余… Ⅲ.①前列腺疾病–防治–图解 Ⅳ.①R697–64

中国版本图书馆 CIP 数据核字（2019）第 068228 号

美术编辑　陈君杞
版式设计　张　璐

出版　**中国健康传媒集团**｜中国医药科技出版社
地址　北京市海淀区文慧园北路甲 22 号
邮编　100082
电话　发行：010-62227427　邮购：010-62236938
网址　www.cmstp.com
规格　710×1000mm　$\frac{1}{16}$
印张　15¾
字数　231 千字
版次　2019 年 8 月第 1 版
印次　2019 年 8 月第 1 次印刷
印刷　三河市国英印务有限公司
经销　全国各地新华书店
书号　ISBN 978-7-5214-1101-0
定价　**39.00 元**

获取新书信息、投稿、为图书纠错，请扫码联系我们。

编写人员名单

总主编　张清华

主　编　朱建明　余　海

副主编　张忠明　左惠荣　邱　俊

编　者　王　玲　左惠荣　朱建明　朱　彤
　　　　李　敏　李　扬　余　海　庄佳芳
　　　　邱　俊　林　珊　张忠明　张志丽
　　　　陈艺香　陈谨献　金　芸　倪钦玉

前　言 | Preface

　　前列腺疾病是临床常见病，占泌尿男科门诊病人 1/3 以上。前列腺疾病的发病率近年来明显增加。生活节奏的加快以及各种压力和不良的生活方式，如长时间憋尿、过度饮酒、过食辛辣、性生活不节制及劳累等都是前列腺疾病常见的诱因。

　　本书针对常见前列腺疾病如前列腺增生、前列腺炎、前列腺癌等，从常识、病因、诊断、治疗及预防和保健等几方面进行编写。古人云"三分治疗，七分调养"，即强调患者要加强自身的康复和调理，从心理、饮食及运动等方面综合调理前列腺疾病，以便早日康复。书中结合现代医学知识，对前列腺疾病的发病机制到治疗保健进行了系统地讲述。

　　本书在编写过程中，参考了国内外的大量资料文献，因篇幅所限没有一一列出，在此深表感谢！

　　由于时间和水平所限，书中疏漏之处在所难免，请读者多提宝贵意见。

编者
2019 年 6 月

目　录 | Contents

前列腺增生

前列腺炎

前 列 腺 癌

前列腺增生

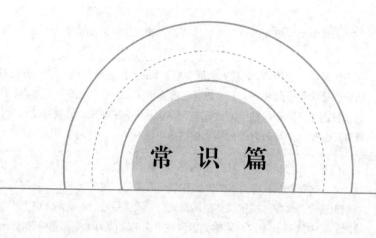

常 识 篇

1. 什么是前列腺，位置、大小如何

什么是前列腺	前列腺是男性最大的性腺附属器官，亦属人体外分泌腺之一
前列腺位置	前列腺位于盆腔内，其前方为耻骨联合，后方为直肠前壁，上方与膀胱颈、精囊和输精管壶腹相邻，下方与尿生殖膈相接，尿道由上方纵贯其内，两侧射精管由上方斜行向前下方进入前列腺实质内，在临床上做直肠指诊时，隔着直肠前壁向前可触及圆形实质感的前列腺
正常前列腺的大小	前列腺的外形似栗子，其近端宽大，称前列腺底，为前列腺最为宽大的部分，向上接膀胱颈；前列腺的下端称前列腺尖部，朝向前下方。尖部与底部之间为前列腺体部。前列腺体部前面隆凸，后面平坦，朝向后下方。沿前列腺后部正中线有一浅沟，称前列腺沟或中央沟。前列腺底部宽约 3.51cm，前后径和上下径约 2.5cm，重约 18～20g
结语	前列腺是男性最大的性腺附属器官，亦属人体外分泌腺之一

2. 前列腺的主要功能有哪些

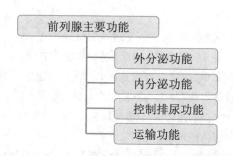

前列腺的主要功能	外分泌功能	前列腺是男性最大的性腺附属器官，亦属人体外分泌腺之一。它所分泌的前列腺液是精液的重要组成成分，占精浆的 **13%~32%**，前列腺分泌液是一种乳白色浆性液体，**pH 6.45**，比血浆含更多的钠、钾、钙，还含有大量的锌和镁，并含有丰富的枸橼酸以及酸性磷酸酶，有营养和增加精子活动的作用。前列腺液的分泌受雄性激素的调控
	内分泌功能	前列腺内含有丰富的 5α-还原酶，可将睾酮转化为更有生理活性的双氢睾酮。双氢睾酮在良性前列腺增生的发病过程中起重要作用。通过阻断 5α-还原酶，可减少双氢睾酮的产生，从而使增生的前列腺组织萎缩
	控制排尿功能	前列腺包绕尿道，与膀胱颈贴近，构成了近端尿道壁，其环状平滑肌纤维围绕尿道前列腺部，参与构成尿道内括约肌。发生排尿冲动时，伴随着逼尿肌的收缩，内括约肌则松弛，使排尿顺利进行
	运输功能	前列腺实质内有尿道和两条射精管穿过，当射精时，前列腺和精囊腺的肌肉收缩，可将输精管和精囊腺中的内容物经射精管压入后尿道，进而排出体外
结语		前列腺的生理功能主要可概括为 4 个方面

3. 什么是前列腺增生

什么是前列 腺增生	前列腺增生是"良性前列腺增生症"的简称，以前常称为"前列腺肥大"。严格地讲，前列腺增生实际上主要是组成前列腺的细胞数量增多了，而不是细胞体积的肥大，故应命名为"前列腺增生"。但因为前列腺内细胞的增生往往导致前列腺体积的增大，故还是有"前列腺肥大"这样的说法。从专业名词的角度讲，"前列腺增生"是病理学的名词，而"前列腺肥大"是解剖学的概念 　　前列腺增生是一种老年男性的常见病，发病年龄大都在 50 岁以后，随着年龄增加，其发病率也不断升高。前列腺增生的初期一般不会引起身体的不适感觉，可以说前列腺的增生是悄悄进行的。只有当前列腺增生达到一定程度，才引起与排尿有关的一系列症状，在医学上就称为"前列腺增生" 　　以往认为前列腺增生所产生的症状是由于增大的前列腺压迫尿道所引起，现在已经知道这一概念过于简单。除了前列腺体积增大的因素外，膀胱出口的动力性变化、年龄增长导致的逼尿肌退行性变（老化）、梗阻引起的膀胱神经病变等都与排尿症状有密切的关系
结语	前列腺增生是"良性前列腺增生症"的简称

4. 常见的前列腺疾病有哪些

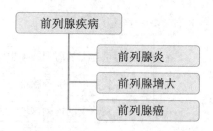

常见的前列腺疾病	前列腺炎	在儿童时期，前列腺发育缓慢，很少发病，但极少数情况下可发生急、慢性前列腺炎等病变，发病率很低。在青壮年时期，前列腺易发生的疾病主要为急、慢性前列腺炎。究其原因，青壮年时期正是男性性功能旺盛期，性活动频繁，在性兴奋的刺激下易导致前列腺的反复充血，诱发炎症。其次，青壮年时期是前列腺分泌最旺盛的时期，为细菌的生长提供了良好的条件。如果不注意个人卫生，机体抵抗力低下或其他部位（如尿道）发生感染，病原体就可进入前列腺，形成急、慢性炎症
	前列腺增大	在老年时期，睾丸功能退化，男性性激素水平降低，前列腺炎发病率下降，而良性前列腺增生症的发病率明显升高。通过尸体解剖发现，51～60 岁的人有 50%出现病理学上的前列腺增生，至 80 岁时，有 90%出现前列腺增生
	前列腺癌	另一种老年时期常见的前列腺疾病为前列腺癌。在我国的发病率相对欧美国家较低，但近几年来已有迅速增高的趋势，需要引起老年男性的高度重视。此外，前列腺还可发生结核、结石、囊肿等多种疾病
结语		在男性一生中，不同的年龄段，常见的前列腺疾病不同。主要有三种病变

5. 前列腺增生有哪些类型

```
前列腺增生的类型
        ├── 生理上的前列腺增生
        ├── 解剖上的前列腺增生
        └── 症状上的前列腺增生
```

前列腺增生的类型	生理上的前列腺增生	40 岁以上的男性，90%前列腺组织会产生增生的结节。但这样的情况无法由外观得知，在此阶段并无任何症状
	解剖上的前列腺增生	前列腺器官增生，并产生增生性的结节。由肛门指检可感觉得到前列腺肿大。但病人可能没有症状，若有症状才需治疗。前列腺增生的病人中，约有 50%伴其一生都无明显症状
	症状上的前列腺增生	这是医生们所关注的。在此阶段，大部分的病人前列腺有结节，器官也增生起来，有了明显症状的产生。70 岁以上的男性有 30%～50%属于这种情形，应及时到正规、专业的医院进行治疗
结语	前列腺增生的程度，从前列腺增生的病情来分，一般可分为三个方面	

6. 前列腺增生典型表现有哪些

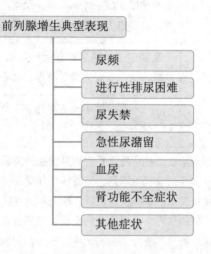

前列腺增生典型表现		
前列腺增 生典型 表现	尿频	前列腺增生早期最常见的症状是尿频，且逐渐加重，尤其是夜尿次数增多。引起尿频的原因早期是由于膀胱颈部充血刺激引起，后期是由于增生前列腺引起尿道梗阻，使膀胱内残余尿增多、膀胱的有效容量减少所致。此外梗阻诱发膀胱逼尿肌功能改变、膀胱顺应性降低和膀胱逼尿肌不稳定使尿频更明显
	进行性排尿困难	主要表现为排尿起始缓慢、排尿断续、射程短、尿线细小、终末滴沥、排尿费力、分段排尿及排尿不尽等
	尿失禁	晚期前列腺增生症患者膀胱残余尿量不断增加。当膀胱内积存大量残余尿时，由于膀胱过度充盈膨胀，膀胱内压力增高至超过尿道阻力后尿液可随时自行溢出，称充盈性尿失禁
	急性尿潴留	在排尿困难的基础上，如有受凉、饮酒、劳累等诱因而引起腺体及膀胱颈部充血水肿时，即可发生急性尿潴留。患者膀胱极度膨胀，下腹胀痛，尿意频繁但不能排出尿液，辗转不安、难以入眠

前列腺增生典型表现	血尿	前列腺增生组织表面常有静脉血管扩张充血，破裂后可引起不同程度的无痛性肉眼血尿。出血量不等，多为间歇性，偶有大量出血，血块充满膀胱，须紧急处理。前列腺增生导致的血尿应与膀胱内炎症、结石及肿瘤等原因导致的血尿进行鉴别
	肾功能不全症状	晚期由于长期尿路梗阻而导致两肾功能减退而出现慢性肾功能不全，表现为食欲不振、恶心、呕吐及贫血等
	其他症状	由于长期排尿困难而导致腹压增高，可引起或加重痔疮、脱肛及疝等
结语		前列腺增生的症状是随着前列腺增生的发展而逐渐出现的。早期因膀胱功能性代偿而症状不明显，随着病情加重而出现各种症状。临床上主要表现为膀胱刺激症状和梗阻症状。膀胱刺激症状有尿急、尿频、夜尿增多和急迫性尿失禁等。逼尿肌不稳定是引起膀胱刺激症状的主要原因。梗阻症状有排尿踌躇、费力、排尿时间延长、尿线变细、尿流无力、间断性排尿、尿潴留及充盈性尿失禁等

7. 前列腺结构随年龄变化而变化吗

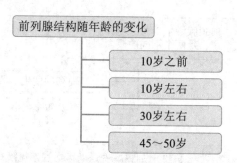

前列腺结构随年龄的变化		
	10岁之前	10岁之前，前列腺很小，腺体组织未发育，主要由肌肉结缔组织构成，没有真正的腺管，仅有胚芽
前列腺结构随年龄的变化	10岁左右	到10岁左右，在胚芽的基础上，前列腺上皮细胞开始增多，形成腺管。青春期随着睾丸的发育，前列腺腺管发育成腺泡，同时间质组织增多
	30岁左右	30岁左右，上皮细胞向腺泡内折叠，使腺泡结构复杂化
	45～50岁	约45～50岁开始，折叠于腺泡内的上皮组织开始消失，但位于尿道周围的腺体组织开始增生，压迫外周带使之萎缩，并形成所谓的"外科包膜"
结语		由此可见，前列腺结构随着年龄变化而变化，就其体积而言，幼年时前列腺体积最小，青春期时体积可增大1倍以上，20～50岁期间，前列腺体积相对稳定，50岁以后前列腺体积有可能增大，发展成良性前列腺增生

8. 前列腺增生就是前列腺炎吗

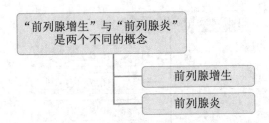

"前列腺增生"与"前列腺炎"是两个不同的概念	前列腺增生	良性前列腺增生是老年男性常见疾病，前列腺增生以前列腺间质及上皮细胞增生为其特征，除了可导致前列腺体积增大外，膀胱出口部的动力性变化、年龄增长导致的逼尿肌退行性变、梗阻引起的膀胱神经病变等都与前列腺增生导致的下尿路症状密切相关
	前列腺炎	前列腺炎指男性生殖系统非特异性感染，在男性成人经常发生，青春期前的男孩很少发生。前列腺炎现分为：①急性细菌性前列腺炎；②慢性细菌性前列腺炎；③慢性非细菌性前列腺炎/慢性骨盆疼痛综合征，该型又分为Ⅲa（炎症性慢性骨盆疼痛综合征）和Ⅲb（非炎症性慢性骨盆疼痛综合征）两种亚型；④无症状性前列腺炎。细菌性前列腺炎常伴有尿路感染，在前列腺分泌物中有大量炎性细胞，局部分泌物细菌病原体培养阳性。急性细菌性前列腺炎常有突然发病和发热病史以及明显的下尿路症状和体征；慢性细菌性前列腺炎的特点是尽管用抗生素治疗，在前列腺分泌系统中存在的病原体仍可引起再发性复发。而非细菌性前列腺炎尽管没有尿路感染病史和前列腺分泌物细菌培养阴性，但在前列腺分泌物中有大量炎性细胞。前列腺增生和前列腺炎是两种独立的疾病，但也可以同时存在
结语		"前列腺增生"与"前列腺炎"是两个不同的概念

9. 发生前列腺增生的环境因素

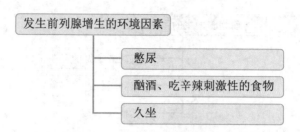

发生前列腺增生的环境因素		
发生前列腺增生的环境因素	憋尿	憋尿是导致前列腺增生的原因之一。憋尿会导致膀胱过度充盈，造成排尿无力，引起局部压力增大和血流不畅。是导致前列腺增生的重要原因之一
	酗酒、吃辛辣刺激性的食物	酗酒、吃辛辣刺激性的食物虽然不是导致该病的直接原因，但会对前列腺和尿道产生刺激，引起血管扩张、导致前列腺充血、水肿，降低前列腺的抵抗力，从而导致前列腺增生的发生
	久坐	另外，久坐会导致前列腺血流不畅，也是造成该病的重要原因
结语		前列腺增生是困扰中老年男性身心健康的常见疾病，引发该病的原因有很多，其中大部分是由不良的生活习惯造成的。中老年男性应注意预防，避免因不良的生活习惯而导致疾病的发生，在发现炎症后，及时到医院进行治疗，以免延误病情，造成严重后果

10. 发生前列腺增生的生理因素

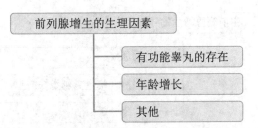

发生前列腺增生的生理因素	有功能睾丸的存在	青春期前切除双侧睾丸者不发生前列腺增生。前列腺是一个高度依赖雄激素生长的腺体，前列腺内的雄激素 90%来自睾丸，10%来自肾上腺，前列腺必须依靠雄激素来维持其生长、发育以及发挥功能。但与其他雄激素依赖性组织如脑、骨骼肌和睾丸里的曲细精管上皮不同，在前列腺组织中睾酮需要经过一种叫作 5α–还原酶的酶作用后转化为双氢睾酮才能发挥其生物学效应。如果 5α–还原酶因为基因突变等原因缺乏，则前列腺不发育
	年龄增长	随着年龄的逐渐增大，在有功能睾丸产生的雄激素持续作用下前列腺也随之增大。前列腺增生组织中双氢睾酮的含量虽然不高于正常前列腺组织，但随着年龄增长，周围血液中的睾酮水平逐步降低，而前列腺中双氢睾酮及雄激素受体却仍保持较高的水平。与其他雄激素依赖性组织不同，前列腺是终生保持对雄激素反应而维持其细胞生长的器官
	其他	另外，雌激素、睾丸内的非雄激素类物质、细胞凋亡、生长因子等都与前列腺增生有着密切的关系，但目前其具体的作用机制还不十分明确
结语		虽然国内外学者对前列腺增生的发病机制已经进行了数十年的研究，但确切的病因仍不十分清楚。已经得到公认的观点是：男性、有功能睾丸的存在和年龄增长是前列腺增生的主要因素

11. 女性有前列腺吗

| 女性的前列腺 |
| 没有与男性一样的、作为器官存在的前列腺 |
| 特殊意义的女性前列腺 |

女性的前列腺	没有与男性一样的、作为器官存在的前列腺	女性没有与男性一样的、作为器官存在的前列腺。但女性的膀胱颈部也存在着胚胎时与男性前列腺同源的腺体和纤维组织，同时也受内分泌的影响与控制，称为前列腺样组织，只是相对于男性前列腺来说生长不完全，已经退化了
	特殊意义的女性前列腺	1950 年德国妇产科医生 Glafenberg 发现两种现象：一是女性靠近尿道一侧的阴道前壁的前端有一个动情区，性兴奋时该区域增大，并向阴道内突出，在达到性高潮时又恢复正常大小；二是在性高潮时女性尿道可喷射出少许清凉的透明液体，这一现象至少在部分女性中可以见到。后来学者们用 Glafenberg 名字的第一个字母来命名女性阴道内的这一性敏感区域，称为 G 点。由于 G 点的位置与男性前列腺的位置相似，并在那里发现了前列腺样组织构成，这些组织通过开放于尿道的细小管道把含有前列腺酸性磷酸酶的分泌物排至尿道内，所以也有人把这一群组织称为女性前列腺。如果该处发生慢性炎症或结节性瘤样增生，导致膀胱颈部狭窄甚至梗阻，则会产生以排尿不适为主的一系列症状
结语	女性没有与男性一样的、作为器官存在的前列腺	

12. 前列腺大就一定是前列腺增生吗

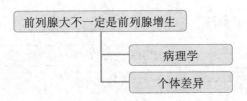

前列腺大不一定是前列腺增生	病理学	前列腺增生是一个病理学名词，以前列腺间质及上皮细胞增生为其特征。组织学的前列腺增生可以只表现为显微镜下的增生而不导致前列腺体积的改变。某些前列腺的其他疾病，例如急性细菌性前列腺炎，因前列腺管及其周围间质组织充血、水肿，前列腺小管和腺泡膨胀，临床上直肠指诊或 B 超检查可发现前列腺肿胀增大，但这种前列腺体积的增大并非是前列腺间质及上皮细胞增生导致，所以不是前列腺增生
	个体差异	另外，因为个体差异的原因，就如每个人高矮、胖瘦不同一样，男性前列腺的大小也存在差异。不能机械地看待前列腺的大小，一定要结合年龄、是否对身体造成影响、是否存在其他疾病等多方面因素综合地对待前列腺大小的问题，不能简单地认为前列腺体积大就是前列腺增生。有些中青年男性体检时 B 超检查发现前列腺体积较大，就认为是前列腺增生，很是紧张，这是一个典型的误区，对于中青年男性，前列腺体积大小没有意义
结语	前列腺大不一定是前列腺增生	

13. 哪些人容易患前列腺增生

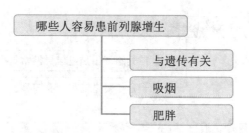

哪些人容易患前列腺增生	与遗传有关	前列腺增生可能有一定的家族倾向，与遗传有关。家族性前列腺增生往往比散发性前列腺增生的体积大得多，引起的前列腺症状也较重
	吸烟	关于前列腺增生与吸烟的关系有不同的报告，虽然有报道香烟中的尼古丁可以增加人的血清睾酮水平，但吸烟似乎未影响前列腺增生的发病率
	肥胖	肥胖（高身体质量指数）与前列腺增生发病率的关系也较复杂，肥胖者前列腺体积比较大，但是在肥胖人群中须手术治疗的前列腺增生的发病率与正常身体质量指数人群无差异
结语		至今前列腺增生的确切病因尚不完全清楚，以往有双氢睾酮学说、上皮基质相互作用学说、生长因子学说等。目前认为，年龄增长和有功能睾丸的存在是前列腺增生发病的必备因素，两者缺一不可。40 岁之前发生前列腺增生的可能性很小，随着年龄增长，发病率随之增高，50 岁男性有 50%病理学检查可见前列腺增生性改变

14. 年轻人也能患前列腺增生吗

```
年轻人极少患前列腺增生
    ├── 前列腺增生是老年男性常见疾病
    └── 一定年龄之前极少有前列腺增生
```

年轻人极少患前列腺增生	前列腺增生是老年男性常见疾病	良性前列腺增生是老年男性常见疾病。Walsh 曾指出，前列腺增生是男性年逾 40 岁出现的病理过程
	一定年龄之前极少有前列腺增生	在 40 岁之前极少有前列腺增生。北京大学泌尿外科研究所统计，组织学前列腺增生发病率在 31～40 岁为 4.8%，41～50 岁为 13.2%，51～60 岁为 20%，61～70 岁为 50%，71～80 岁为 57.1%，81～90 岁为 83.3%
结语		比较统一的认识是：前列腺增生是老年男性常见疾病，40 岁以下的男性很少发生前列腺增生；即使存在组织学上的前列腺增生性改变，也很少产生临床症状或临床症状轻微

15. 排尿不通畅就一定是前列腺增生引起的吗

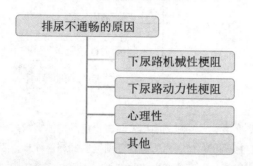

排尿不通畅的原因	下尿路机械性梗阻	下尿路机械性梗阻，如前列腺增生、尿道狭窄及尿道结石等
	下尿路动力性梗阻	下尿路动力性梗阻，如神经源性膀胱尿道功能障碍、使用阿托品类药物后
	心理性	多发生于中年女性，与情绪不良有关
结语		不同性别、不同年龄段，导致排尿不通畅的常见原因也不一样。一般而言，男性排尿困难多见于前列腺疾病和尿道狭窄；女性排尿困难通常是由于膀胱颈硬化所致；儿童排尿困难可能与神经源性膀胱和后尿道瓣膜等有关

16. 前列腺增生为什么会影响排尿情况

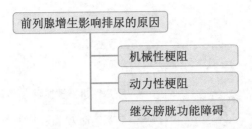

前列腺增生影响排尿的原因	机械性梗阻	前列腺增生时由于前列腺体积增大，增大的前列腺组织可挤压后尿道，使前列腺部尿道伸长，变窄，排尿阻力增大。有些增生的腺体可突入膀胱，造成膀胱出口梗阻
	动力性梗阻	前列腺组织内，尤其是膀胱颈附近含有丰富的α-肾上腺素受体。前列腺增生时，$α_1$-肾上腺素受体增加，活性增强，造成间质平滑肌紧张，前列腺张力增大，在膀胱逼尿肌收缩时，膀胱颈和后尿道阻力增大造成动力性梗阻
	继发膀胱功能障碍	下尿路梗阻时，为克服排尿阻力，膀胱逼尿肌收缩力增强，平滑肌纤维增生。膀胱逼尿肌代偿性增生过程中，发生不稳定的逼尿肌收缩，可致急迫性尿失禁。这种逼尿肌的不稳定性在去除梗阻后可以消失。若尿路梗阻不能解除，逼尿肌最终失去代偿，不能排空膀胱而出现残余尿。随着残余尿增加，膀胱成为无张力、无收缩力的尿液潴留囊袋，可出现充盈性尿失禁
结语	良性前列腺增生引起排尿症状大致有三种因素	

17. 前列腺增生会影响寿命吗

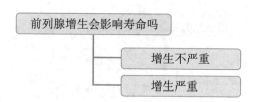

前列腺增生会影响寿命吗	增生不严重	总的来讲，前列腺增生为良性病变，增生进展缓慢，如果不引起尿路梗阻或轻度梗阻时可全无症状，对健康和正常寿命亦无很大影响。前列腺增生发展到一定程度导致排尿和潴尿症状时，如果给予足够的重视，及时就医并进行相应的治疗，也完全可以做到改善生活质量、预防严重并发症发生对健康的不利影响
	增生严重	但如果前列腺增生严重时还没有得到及时的治疗，则可能导致血尿、膀胱结石、反复尿路感染、不能排尿（急性尿潴留）、甚至肾脏积水等较为严重的问题，不仅影响生活质量，对健康也造成十分不利的影响。另外，越来越多的证据表明，前列腺增生导致的排尿和潴尿症状如果没有得到及时和有效的治疗，还可加重高血压、冠心病、糖尿病等常见老年疾病对身体的不利影响，形成恶性循环，使上述疾病的治疗更为困难
结语		总的来讲，前列腺增生为良性病变，增生进展缓慢，如果不引起尿路梗阻或轻度梗阻时可全无症状，对健康和正常寿命亦无很大影响

18. 前列腺增生会无限增大吗

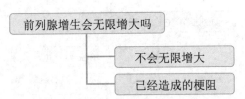

前列腺增生会无限增大吗	不会无限增大	前列腺增生以后，其体积不会无限增大，而是增大到一定程度即处于相对稳定状态 有研究表明，前列腺间质细胞具有引导上皮增生的能力，同时也可制约上皮的增生，表现为上皮细胞和间质细胞的相对数量达到一定水平时即停止再生。所以说，前列腺增生以后，其体积不会无限增大，而是增大到一定程度即处于相对稳定状态
	已经造成的梗阻	临床上确有一部分病人的前列腺增生到了一定程度即不再发展，但增生停止以前，对膀胱出口和尿道已经造成的梗阻亦必须及时治疗
结语		前列腺增生以后，其体积不会无限增大，而是增大到一定程度即处于相对稳定状态，但已经造成的梗阻亦必须及时治疗

19. 前列腺增生会变成其他疾病吗

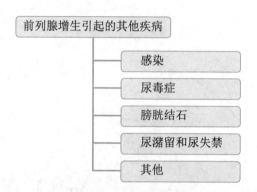

前列腺增生 生引起的 其他疾病	感染	前列腺增生症患者往往有不同程度的尿潴留情况，膀胱内的残余尿液就好像一潭死水，一旦细菌繁殖就会引起难以控制的感染
	尿毒症	前列腺增生症可能导致肾脏损害甚至尿毒症。这是由于增生的前列腺压迫尿道，膀胱需要用力收缩，才能克服阻力将尿液排出体外。久而久之，膀胱肌肉会变得肥厚。如果膀胱的压力长期不能解除，残余在膀胱内的尿液逐步增加，膀胱肌肉就会缺血缺氧，变得没有张力，膀胱腔扩大。最后膀胱里的尿液会倒灌到输尿管、肾盂引起肾积水，严重时出现尿毒症
	膀胱结石	老年人的膀胱结石也与前列腺增生症有关。在尿路通畅的情况下，膀胱里一般不会长出石头。即使有石头从输尿管掉到膀胱里也能随尿液排出。患前列腺增生的老年人就不同了
	尿潴留和 尿失禁	尿潴留可发生在疾病的任何阶段，多由于气候变化、饮酒、劳累使前列腺突然充血、水肿所致。过多的残余尿可使膀胱失去收缩能力，滞留在膀胱内的尿液逐渐增加。当膀胱过度膨胀时，尿液会不自觉地从尿道口溢出，这种尿液失禁的现象称为充盈性尿失禁，这样的患者必须接受紧急治疗
	其他	一些前列腺增生患者可出现性欲变化
结语		前列腺增生不及时治疗会引发其他疾病，前列腺增生在前列腺疾病中是很常见的疾病，对身体有很大的危害，如果男性朋友在患上前列腺增生后不及时进行治疗，很容易引发其他的疾病

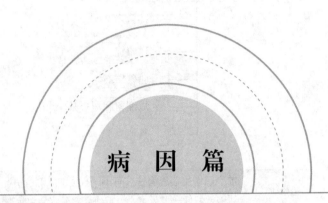

病 因 篇

20. 前列腺增生的病因是什么

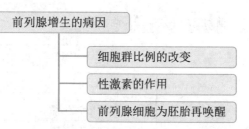

前列腺增生的病因	细胞群比例的改变	有人认为，前列腺结构存在着严格的等级方式：干细胞→放大细胞→过渡细胞，其中干细胞数目过多可致前列腺细胞整体数量的增加，在雄激素刺激了所有过渡细胞的克隆增生才导致了前列腺增生的形成
	性激素的作用	1972 年，Willson 首先用放免法测得增生的前列腺腺体内的 DHT（双氢睾酮）含量比正常腺体高 2~3 倍，在同一腺体内最先增生的尿道周围腺体 DHT 含量比其他区域高，并据此提出了双氢睾酮学说，认为前列腺增生的发生与双氢睾酮在腺体内的积聚有关
	前列腺细胞为胚胎再唤醒	有研究发现，前列腺增生最初的病理改变即增生结节的形成只发生于占前列腺腺体 5%~10%的区域内，McNeal 根据胚胎发育的基本特征就是形成新的结构，提出了前列腺增生的胚胎再唤醒学说，认为前列腺增生结节的形成是某个前列腺间质细胞在生长过程中自发地转为胚胎发育状态的结果
结语		前列腺在男性到了 45 岁左右开始出现两种趋势：一部分人前列腺组织逐渐出现萎缩；一部分人腺体体积渐渐增大，形成了前列腺增生。一般在 40 岁以后开始发生增生的病理改变，50 岁以后逐渐出现相关症状。近年来由于生活环境及生活方式的改变，前列腺增生也逐渐出现了低龄化趋势

21. 前列腺增生发病与哪些因素有关

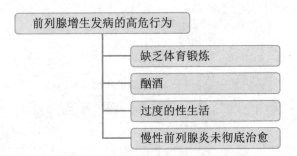

前列腺增生发病的高危行为	缺乏体育锻炼	缺乏体育锻炼,动脉易于硬化,前列腺局部的血液循环不良
	酗酒	经常酗酒或长期饮酒,嗜食辛辣等刺激性食物,刺激前列腺增生
	过度的性生活	过度的性生活和手淫,使性器官充血,前列腺组织因持久瘀血而增大
	慢性前列腺炎未彻底治愈	慢性前列腺炎未彻底治愈,或尿道炎、膀胱炎等未彻底治愈,使前列腺组织充血而增生
结语		前列腺增生的发病率越来越高了,对于前列腺增生,其实我们只要在日常生活中做一些预防措施就可以减少前列腺增生的发病率

22. 前列腺增生容易与哪些疾病混淆

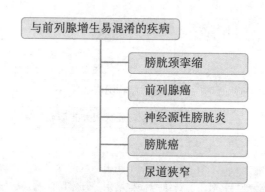

与前列腺增生易混淆的疾病	膀胱颈挛缩	膀胱颈挛缩继发于炎症病变。膀胱颈口平滑肌为结缔组织所代替，亦可能是发育过程中膀胱颈部肌肉排列异常，以致膀胱逼尿肌收缩时颈部不能开放。膀胱镜检查时，膀胱颈后唇抬高，后尿道与膀胱三角区收缩变短
	前列腺癌	前列腺有结节，$PSA>4ng/ml$，经直肠超声可见前列腺内低回声区。CT 可见前列腺形状不规则，膀胱精囊角消失，精囊形状发生变化。活检可证实
	神经源性膀胱炎	各年龄段均可发生，有明显的神经系统损害的病史和体征，往往同时存在有下肢感觉和运动障碍，有时伴有肛门括约肌松弛和反射消失。直肠指检前列腺不大，尿动力学检查可进行鉴别
	膀胱癌	膀胱颈附近的膀胱癌可表现为膀胱出口梗阻，常有血尿，膀胱镜检查可以鉴别
	尿道狭窄	多有尿道损伤、感染等病史
结语		上述诸病，通过查体、化验、肛指检查、膀胱镜检查，绝大多数情况均可做出鉴别，只有前列腺癌为非典型病例

23. 前列腺增生有哪些病理变化

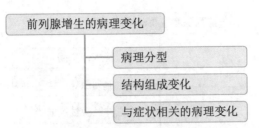

前列腺增生的病理变化	病理分型	有人将增生的不同组织成分分为五型：纤维肌肉增生、肌肉增生、纤维腺瘤样增生、纤维肌肉腺瘤样增生和基质增生。其中基质增生是前列腺增生的重要特征
	结构组成变化	前列腺增生时，间质所占比例（约 60%）较正常前列腺（约 45%）明显增加的同时，其结构成分也发生变化，平滑肌占间质的面积百分比明显高于正常前列腺，而上皮增生以基底细胞的增生肥大为特点，基底细胞由正常扁平变为立方或矮柱状。平滑肌细胞粗大、密集，弥漫地分布于间质中，核形态未有明显异常变化，但腺上皮细胞 DNA 及 RNA 的活力均增加，而老年前列腺增生症组织的主要特征则呈现出血管成分的下降
	与症状相关的病理变化	①逼尿肌的病变：动物实验证明，梗阻发生以后，膀胱逼尿肌发生显著变化，逼尿肌内的神经末梢减少，即部分去神经现象，膀胱体积增大，但肌肉的收缩强度相对减弱，乙酰胆碱酯酶的活性显著降低。 ②前列腺动力因素：人类的前列腺含有较多的 α_1-肾上腺素受体，98% 均存在于腺基质内，人类前列腺肌细胞可通过这种受体刺激平滑肌收缩，张力增加，引起膀胱出口部梗阻。 ③前列腺静力因素：即前列腺体积的逐渐增大对膀胱颈造成压迫而出现梗阻症状
结语		前列腺增生会有以上这些病理变化

24. 前列腺增生与饮食的关系

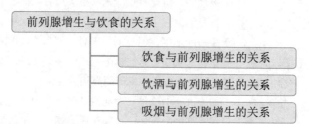

前列腺增生与饮食的关系		
	饮食与前列腺增生关系	前列腺增生与饮食间的关系来自流行病调查的资料，因为所调查的人群种族不同、所应用的诊断标准存在差异等因素，得出的结论并不一致。仅简要介绍一些可能与前列腺增生有关的饮食。食物中可能含有能抑制前列腺增生的物质，如蔬菜、水果、黄豆及稻麦中的一些成分在胃里分解后，产生一些具有雌激素作用的物质，能拮抗雄激素的作用，相应地对前列腺增生起抑制作用。另外，已有明确研究显示，绿茶含有很多抑制前列腺增生的物质。动物蛋白的摄入量与前列腺增生的发病相关性尚无确切结论。辛辣刺激的饮食会加重前列腺增生的症状
	饮酒与前列腺增生的关系	大量饮酒可降低血清睾酮水平和增加雌激素水平，从而影响前列腺增生的发生。国外的尸检报告显示肝硬化病人中组织学前列腺增生的发生率较低，这些病人的肝硬化多因大量饮酒导致。肝功能不良时对血清睾酮水平和雌激素水平的影响与酒精相似，因此这类病人前列腺增生发病率低应该是酒精和肝功能不良共同作用的结果 医生特别提醒：虽然国外有临床观察显示饮酒与前列腺增生的发展是负相关的，但是我们不鼓励酗酒或长期饮酒，而且已有前列腺增生症状的患者，可因饮酒后前列腺充血，加重会阴部的胀痛和排尿梗阻症状

前列腺增生与饮食的关系	吸烟与前列腺增生的关系	前列腺增生与吸烟的关系有不同的报道。国外的一项包括 2000 例前列腺增生患者的社区调查中，中度吸烟者症状少于不吸烟者，重度吸烟者则与不吸烟者相似。虽然有报道香烟中含有的尼古丁可以增加人的血清睾酮水平及狗前列腺中的双氢睾酮水平，但吸烟并未影响前列腺增生的发病。国外还有学者对 929 名男性随访 12 年，发现吸烟与需要手术治疗的前列腺增生的发病率无明显相关性 国内进行的一项针对北京城乡居民的调查发现，乡村居民每周吸烟的数量大于城镇居民。调查结果认为乡村居民前列腺增生发病率低于城镇居民，可能与吸烟量的差异存在一定关系 医生特别提醒：鉴于吸烟危害众多，不管与前列腺增生的关系如何，应该戒烟
结语		前列腺增生与饮食间的关系来自流行病调查的资料，因为所调查的人群种族不同、所应用的诊断标准存在差异等因素，得出的结论并不一致

25. 什么是尿频、尿急、尿失禁

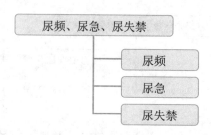

尿频、尿急、尿失禁	尿频	前列腺增生所致的尿频是指排尿次数明显增加，而每次尿量减少。正常成年男性一般白天排尿 4~5 次，夜间 0~1 次，不超过 2 次。白天每 2 小时至少排尿 1 次或夜尿 2 次以上，即为尿频。尿频可由泌尿生殖道炎症、膀胱结石、膀胱肿瘤、前列腺增生等原因引起。若排尿次数增加，而每次尿量不减少甚至增多可能由生理性大量饮水、服用利尿药物等引起。病理性尿频可由如糖尿病、尿崩症或肾功能衰竭多尿期等引起。有时精神因素亦可引起尿频
	尿急	尿急是指突然出现的强烈的、不可抑制的排尿愿望。排尿有急迫感，迫不及待，不易控制，尿意一来，即需尽快排尿，稍有懈怠，尿液就有可能不受控制地排出。尿频、尿急、尿痛的症状常同时出现，有的尿急较轻，有的尿痛较重，多互为因果，相互影响
		引起尿频、尿急、尿痛的原因有很多，不光前列腺增生会导致，膀胱肿瘤、膀胱结石、尿道结石、尿路感染等其他膀胱及尿道疾病都有可能导致尿频、尿急、尿痛
	尿失禁	尿失禁是指各种原因导致的尿液不受控制、不自主地流出。除急迫性尿失禁外，尿失禁还有 3 类。一类称为真性尿失禁：即由于神经损伤或尿道括约肌本身受损导致其不能收缩控制排尿，使尿液不自主流出。第二种称为压力性尿失禁，是由于尿道括约肌张力小，不足以控制尿液，此类疾病常见于老年多产妇女。第三类是充盈性尿失禁，是由于膀胱内残存尿液过多，一有尿液从输尿管中排到膀胱内时即"挤出"原膀胱内的尿液，自尿道排出，形成尿失禁。前列腺增生后期慢性尿潴留引起的尿失禁即属此类
结语		尿急与尿失禁不相同，但又有联系。尿急是一种迫不及待要排的感觉，严重时可造成急迫性尿失禁

26. 前列腺增生会不会造成尿失禁

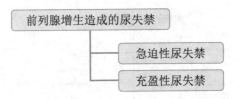

前列腺增生造成的尿失禁	急迫性尿失禁	前列腺增生导致尿急症状加重，膀胱逼尿肌不稳定或出现无抑制性收缩时可出现急迫性尿失禁
	充盈性尿失禁	前列腺增生症后期，患者由于前列腺增生，长期排尿困难致残余尿量逐渐增多形成慢性尿潴留并反流造成双侧肾积水，过度膨胀的膀胱可以使部分尿液不自主流出从而导致尿失禁。这是由于前列腺增生的病人膀胱逼尿肌失去代偿功能，出现残余尿。当残余尿量很大，膀胱过度膨胀且压力很高，大于尿道括约肌的阻力时，尿液不自主从尿道口流出，称为充盈性尿失禁。夜间熟睡后，盆底肌肉松弛，尿液更易自行流出，出现夜间遗尿
结语		前列腺增生所致的尿失禁有两类，分别为急迫性尿失禁和充盈性尿失禁

27. 什么是尿痛、血尿

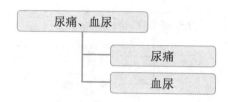

尿痛、血尿	尿痛	尿痛是指排尿时感到尿道、膀胱或会阴部疼痛。其疼痛程度有轻有重，常呈烧灼样，重者痛如刀割。尿痛常见于尿道炎、前列腺炎、前列腺增生、精囊炎、膀胱炎、尿路结石、膀胱结核、肾盂肾炎等。根据尿痛的特点，有助于明确疾病的诊断 ①排尿开始时尿痛明显，或合并排尿困难者，病变多在尿道，常见于急性尿道炎 ②排尿终末时疼痛，且合并尿急者，病变多在膀胱，常见于急性膀胱炎 ③排尿末疼痛明显，排尿后仍感疼痛，或觉"空痛"，或不排尿亦痛者，病变多在尿道或邻近器官，如膀胱三角区炎、前列腺炎等 ④排尿突然中断伴疼痛或尿潴留：见于膀胱、尿道结石或尿路异物 ⑤排尿不畅伴胀痛：老年男性多提示前列腺增生，亦可见于尿道结石 ⑥排尿刺痛或烧灼痛：多见于急性炎症刺激，如急性尿道炎、膀胱炎、前列腺炎、肾盂肾炎
	血尿	尿液中带血即为血尿。正常情况下，尿液中是没有红细胞的。医学上把病人尿液离心沉淀后，用显微镜来检查，如果每个高倍视野中有 3 个以上的红细胞，就叫血尿。若是仅仅在显微镜下查出红细胞，而眼睛看不出来有血的尿，叫作镜下血尿；如果眼睛能看出尿呈"洗肉水样"或带血色，甚至尿中有血丝或血凝块，叫作肉眼血尿。所以血尿并不是都能被眼睛发现的。用眼睛能看出尿中有血，大约 1000ml 尿液中起码混入 1ml 血，这说明血尿较严重，应及时查明原因，积极治疗
结语		尿痛是指排尿时感到尿道、膀胱或会阴部疼痛。尿液中带血即为血尿

28. 排尿次数与哪些因素有关

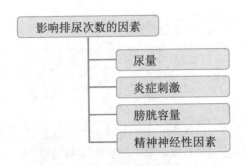

影响排尿次数的因素	尿量	当尿量增加时，排尿次数亦会相应增多。在生理情况下，如大量饮水、吃西瓜、喝啤酒，由于进水量增加，通过肾脏的调节和过滤作用，尿量增多，排尿次数亦增多，便出现尿频。在病理情况下，如部分糖尿病、尿崩症患者饮水多，尿量多，排尿次数也多，但均无排尿不适的感觉
	炎症刺激	膀胱内有炎症时，尿意中枢处于兴奋状态，产生尿频，并且尿量减少。在炎症刺激下，往往尿频、尿急、尿痛同时出现，被称为尿路刺激征。但有时一些非炎症刺激也可以出现排尿次数改变，如尿路结石、异物，通常以尿频为主要表现
	膀胱容量	如膀胱占位性病变、妊娠期增大的子宫压迫、结核性膀胱挛缩或较大的膀胱结石等可造成尿频症状
	精神神经性因素	常常精神紧张或癔病患者在白天，或夜间入睡前经常会出现排尿次数增多的现象
结语		正常成人每天日间平均排尿 4~5 次，夜间就寝后 0~1 次。白天每 2 小时至少排尿 1 次或夜间就寝后排尿 2 次以上，即为尿频。但一个人的排尿次数与多种因素有关

29. 什么是夜尿增多，为何会夜尿增多

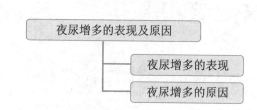

	夜尿增多的表现	一个标准体重的正常人，24 小时总尿量大约在 1600～2400ml，夜尿总量相当于全日尿量的 1/4～1/3，排尿次数从晚上 10 点到次晨 8 点，应小于 2 次。如果夜尿量大于全天尿量的 1/3 或超过白天的尿量，且排尿次数明显增多，以后半夜排尿为主，则认为是夜尿增多
夜尿增多的表现及原因	夜尿增多的原因	夜尿增多的原因很多，广义上来讲，可分为肾性和非肾性。非肾性的常见原因如下 ①精神性因素：最常见于失眠患者，失眠很容易产生精神紧张，此时心跳加快，血液循环量增大，尿量增多。因精神较为敏感，膀胱产生尿意反射，导致尿频。反过来，尿频又促进精神紧张加重失眠，形成恶性循环 ②大量饮水、喝咖啡、饮用浓茶或服用具有利尿作用的食物，均可引起夜尿增多 ③全身性疾病：心功能不全的患者由于夜间平卧时肾血流量增加，尿量会有所增加，因此夜尿增多往往也是心功能不全的早期征兆；糖尿病的患者因血糖高，糖从尿中排出时因渗透作用带走大量水分，导致夜尿增多 肾脏病变导致的夜尿增多常见于慢性肾小管间质性疾病、慢性肾小球肾炎伴有严重的间质病变、高血压肾损害及慢性肾功能不全。其原因均是由于肾小管间质受到明显损伤导致肾脏的浓缩功能减退，此时常有尿液及血液检查的异常。进行尿常规及肾功能的检查等可帮助明确
结语		如果夜尿量大于全天尿量的 1/3 或超过白天的尿量，且排尿次数明显增多，以后半夜排尿为主，则认为是夜尿增多 夜尿增多的原因很多，广义上来讲，可分为肾性和非肾性

30. 前列腺增生为什么会引发血尿、尿路感染、膀胱结石、肾积水

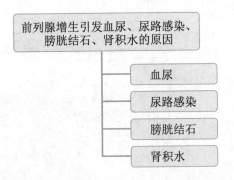

前列腺增生引发血尿、尿路感染、膀胱结石、肾积水的原因	血尿	前列腺增生可出现肉眼或镜下血尿，有些甚至可出现大量血尿。在部分病人中，血尿甚至可以是前列腺增生的早期症状。 临床中，由前列腺增生引起的较多量出血并不多见，大多数还是镜下血尿。前列腺是一个富含血管的器官，增生后的前列腺血管更加丰富。前列腺部尿道黏膜经常可见增生、粗大的血管，容易出血。增大的前列腺体压向膀胱和尿道，随着每次排尿而不断受到尿液的冲撞和尿道括约肌及盆腔部肌肉的挤压、限制，这些都会导致前列腺内的血管破裂，出现血尿。此外，在前列腺增生病变的基础上，泌尿系统其他疾病如炎症、膀胱结石等也会引起数量不等的出血 临床医生建议前列腺增生应以预防为先，能将出现血尿的可能性降到最低。即使出现了血尿，也不要紧张，少量的血尿经保守治疗即可好转。如果是严重的，应尽早到医院请医生评估病情
	尿路感染	前列腺增生患者由于排尿不畅，尿液潴留，细菌容易在膀胱中栖身繁殖，导致感染。继发下尿路感染时，尿频、尿急、排尿困难等症状加重，并伴有尿痛。如继发上尿路感染，可出现发热、腰痛及全身中毒症状，使肾功能进一步受损。尿常规检查有白细胞，尿培养有细菌生长。前列腺增生患者有尿路感染的应积极治疗。临床上凡老年男性有尿路感染者均应进一步检查有无前列腺增生。前列腺增生导致尿路感染反复发生，是前列腺增生手术治疗的指征之一

前列腺增生引发血尿、尿路感染、膀胱结石、肾积水的原因	膀胱结石	前列腺增生发展到严重程度时，膀胱功能失去代偿，不能将膀胱内的尿液完全排出膀胱，从而出现残余尿和慢性尿潴留。尿中盐类结晶沉积形成结石，结石堵住尿道内口出现突然不能排尿，在变换体位后，结石位置移动后又可将尿排出。膀胱结石和残余尿的存在，又容易导致尿路感染，尿路感染可进一步促进结石形成，两种因素互相促进，形成恶性循环，加重前列腺增生的症状。前列腺增生导致膀胱内形成结石，也是前列腺增生手术治疗的指征之一
	肾积水	在前列腺增生早期，增大的前列腺挤压尿道，尿道发生轻度梗阻。由于膀胱有代偿功能，能克服前列腺增生所致的轻度尿路梗阻，病人仍能按时排空小便，但排尿时间已比正常人延长。发展到中期，尿道梗阻加重，病人便出现尿频、尿急、排尿不畅等症状，膀胱内的尿液不能完全排空，因而出现残余尿。这时若能及时检查应用合适的药物治疗，一般仍能改善排尿症状。前列腺增生发展到严重的程度，尿道梗阻严重且长期未得到有效的治疗和纠正，膀胱失去代偿功能，膀胱内残余尿不断增多，使膀胱内压力增高。如果肾脏产生的尿液不能克服膀胱内的压力顺利进入膀胱，将会使两侧肾脏内压力增高，引起双肾积水，损伤肾功能。如果这种状况持续存在，肾脏功能的损害逐步加重，可导致慢性肾功能不全甚至肾功能衰竭 肾功能不全和肾功能衰竭是一种严重的疾病，不仅对全身各个器官、系统都会产生不利影响，严重时甚至可危及生命。不过，前列腺增生后期所引起的肾功能不全，与慢性肾炎所致的尿毒症不同，只要治疗及时，预后通常较好。因为肾脏本身并无器质性病变，只要及时解除了尿道梗阻，肾脏仍有希望恢复功能 对前列腺增生引起的肾积水的防治，最简单的办法就是及早留置导尿管，解除膀胱尿道梗阻，可帮助肾脏恢复其功能。然而，有一些患前列腺增生的老年病人，害怕导尿而延误治疗，是造成肾功能不全的根本原因。严重的肾功能不全，留置导尿常需数月，甚至长达1年之久，而长期留置导尿，既不舒服又易发生尿路和生殖道感染，自然不是上策。最好的办法则是做膀胱造瘘，待肾功能恢复正常后，再行前列腺摘除术。如果病人年老体弱，同时伴有严重的心肺疾病，而无法耐受前列腺摘除术，也可做终身膀胱造瘘，照样能够过正常生活

前列腺增生引发血尿、尿路感染、膀胱结石、肾积水的原因	肾积水	为了避免因前列腺增生而发生肾积水和肾功能不全，应注意以下两点：一是当你患有前列腺增生时，应重视编者所介绍的这些症状。这些排尿的表现绝非是老年人的正常现象，而是病症的信号，应及时诊治，防止病情进一步发展。二是当你出现大量残余尿和尿潴留时，千万不要因害怕导尿而不及时就医和接受治疗，否则延误病情，必然会发生肾积水和肾功能不全
结语		前列腺增生如果没有得到及时治疗，不但尿频、尿急、排尿困难等症状会持续存在和逐步加重，还可能会引起多种并发症

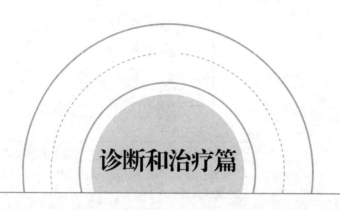

诊断和治疗篇

31. 怎样诊断前列腺增生

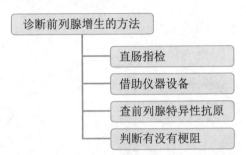

诊断前列腺增生的方法	直肠指检	这种方法可以直观的判断前列腺是否有增生，同时也可初步估计是良性前列腺增生还是前列腺癌。因为相比而言，前列腺癌的质地要硬一些
	借助仪器设备	在前列腺检查中，最直观的就是 B 超，B 超有两种方法：①腹部 B 超：通过 B 超的扇形扫描可以看到前列腺的一些切面，但由于下腹部有骨盆的遮挡，扇形扫描不能扫到前列腺的某些切面②经直肠的 B 超：它是将探头伸进直肠，紧贴前列腺的后方做，这种情况下对前列腺的大小和质地可以看得很清楚。对患者也很安全。但如果患者肛周或直肠有病变，那就不能使用了这种方法了
	查前列腺特异性抗原	可以鉴别诊断是良性增生还是癌症导致的前列腺体积增大
	判断有没有梗阻	这可以通过测膀胱内的残余尿量来判断。测残尿量有两种方法，一种是通过 B 超，测定自然状态下排尿后膀胱内残余液体三条轴线的长度来估算残余尿量。另一种是作尿动力学检查。可以比较直观的感受尿道压力以及梗阻的情况。但由于此种检查为有创检查，所以，只有需要做手术或是鉴别诊断的病人才需要做
结语		以上的检查手段均能帮助医生判断病人是否患有前列腺增生，以及增生的情况

32. 前列腺增生通常要做哪些检查

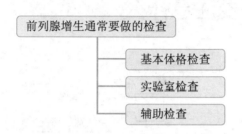

前列腺增生通常要做的检查	基本体格检查	全身检查评价一般身体状况，泌尿系统专科检查了解排尿情况，肛门直肠指检了解前列腺的具体情况，并粗略判断前列腺增生的程度，神经系统检查借以排除与前列腺增生相似症状的神经系统疾病引起的神经源性膀胱功能障碍
	实验室检查	尿常规检查了解是否有前列腺增生引起的尿液异常变化。肾功能检查，主要是血清肌酐值测定，用以除外梗阻性尿路病变引起的肾功能不全，前列腺增生伴有血清肌酐升高者是做影像学检查的适应证。血液常规及生化检查：血红蛋白降低，尿素氮升高提示尿毒症
	辅助检查	B 超检查主要测定残余尿的多少和前列腺的大小，有无结节或囊肿，必要时可行前列腺磁共振检查，以及前列腺穿刺活检，特别是前列腺增生同时伴有结节和多次检查血清 PSA 呈进行性升高者，有必要行穿刺活检术。膀胱尿道镜检查，了解前列腺各叶增生的情况和有无膀胱内的其他病变，为选择具体的手术方式提供依据。尿流率的检查，测定单位时间内的排尿量，主要是用于了解排尿梗阻情况和治疗中的疗效判断。对准备手术的患者还需完善心、肺、肝功能等术前检查
结语		针对每一位具体的患者，不是都要进行上述所有的检查。一般初诊的患者需要行尿常规、B 超、直肠指诊、尿流率等检查。临床医生会根据患者的具体情况采用具体的某几种检查来了解患者的病情，所以同样是前列腺增生的患者，在不同的阶段，所需要的检查各不相同

33. 医生通过 B 超检查泌尿系统要了解什么情况，需要注意什么

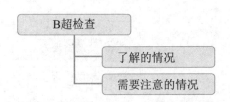

B 超检查	了解的情况	在膀胱充盈条件下，B 超检查前列腺，可以观察到前列腺的形态、结构，测定其体积和重量、腺体突入膀胱情况、腺体内有无异常回声结节以及残余尿量等。在操作中，测定前列腺的左右、前后、上下三径，然后根据这三径可计算出前列腺的体积和重量，前列腺体积=0.25×（前列腺三径的乘积），前列腺重量=0.546×（前列腺三径的乘积）。经腹超声波测定残余尿简便而无创，可作为首选。另外，前列腺增生患者在进行 B 超检查时，医生通常会建议患者不仅行前列腺的 B 超检查，同时还要进行双侧肾脏、输尿管和膀胱的检查。因为前列腺增生患者通常是中老年男性，常伴有肾脏囊肿、结石等常见疾病，而且上述检查还可以方便地了解前列腺增生是否伴有肾脏积水、膀胱结石、膀胱憩室等
	需要注意的情况	泌尿系统（肾脏、输尿管、膀胱、前列腺）的 B 超检查不需要空腹，可以在检查前正常饮食。因为在检查前列腺时需要膀胱处于充盈状态，故需要膀胱内有一定量的尿液，但无需太多，有想要排尿的感觉时即可。一般可在检查前先喝 500ml 左右的纯净水，检查顺序通常是先平躺，然后朝左侧身躺，最后朝右侧身躺。对于需要测残余尿的患者，排尿后立即回到 B 超诊室测量残余尿
结语		B 超检查主要测定残余尿的多少和前列腺的大小，有无结节或囊肿

34. 为什么要做"尿流率"检查，可以了解什么情况，检查时应该注意什么

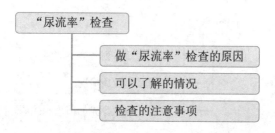

"尿流率"检查	做"尿流率"检查的原因	尿流率指在一次排尿过程中单位时间内排出的尿量。尿流率的变化能真实反映尿道的阻力情况。前列腺增生的病理生理改变是下尿路梗阻，尿流阻力增加，因而影响尿流量，这种具体影响可以由尿流率曲线反映出来。尿流率检查对早期前列腺增生有很好的诊断价值
	可以了解的情况	尿流率测定具有检测简便、无创伤性、易被患者接受等优点。一般检查中可获得最大尿流率、平均尿流率、排尿时间及尿量等几项数据，其中最大尿流率是最重要的诊断指标。一般 50 岁以上男性，最大尿流率（Q_{max}）≥15ml/s 即属正常，15～10ml/s 者可能有梗阻，<10ml/s 者则基本可认为有梗阻存在
	检查的注意事项	尿流率检查测得的最大尿流率受到多种因素的影响，如尿量、年龄、逼尿肌功能、尿道阻力、精神因素、个体差异等。其中尿量因素干扰最大，排尿量在 150～500ml 时的最大尿流率才具有诊断意义，同时注意排尿过程中尽量避免排尿中断。最大尿流率与尿道阻力呈负相关，但最大尿流率降低对诊断前列腺增生是非特异性的，因为它不能区分是膀胱出口梗阻还是膀胱逼尿肌收缩功能障碍，必要时需做尿动力学测定
结语		"尿流率"检查对诊断前列腺增生有重大意义

35. 为什么医生要做肛诊，通过肛诊医生可以了解什么

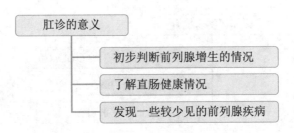

肛诊的意义	初步判断前列腺增生的情况	大多数情况下，医生通过肛诊能初步判断前列腺增生的情况。通过肛诊医生可以了解前列腺的形状、质地硬度、对称性、中间沟深度、表面光滑程度等情况，有无压痛或结节，腺体的活动性如何，腺体边界是否清楚，精囊能否触及
	了解直肠健康情况	还可以了解直肠内有无异常肿块，肛门括约肌张力如何，有无合并痔疮、直肠脱垂等
	发现一些较少见的前列腺疾病	医生肛诊发现前列腺增大，除前列腺增生外，还可发现一些较少见的前列腺疾病，如前列腺化脓性感染、前列腺结核、前列腺结石等
结语		随着实践经验的积累，大多数情况下，医生通过肛诊能初步判断前列腺增生的情况

36. 什么是 PSA，正常值是多少，为什么建议查 PSA

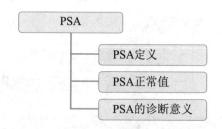

	PSA 定义	PSA 是指前列腺特异性抗原，是一种含有 237 个氨基酸的单链糖蛋白，由前列腺腺泡和导管上皮细胞分泌，具有前列腺组织特异性，它的正常功能是帮助精液凝块水解液化，与男性生育力有关。一般检查中除了有一个 PSA 值，还有一个游离 PSA（fPSA）与总 PSA（tPSA）的比值。PSA 是目前筛查前列腺癌的主要手段
PSA	PSA 正常值	正常的前列腺导管系统周围存在着一种血-上皮之间的屏障，避免了前列腺上皮产生的 PSA 直接进入血液之中，从而维持了血液中 PSA 的低浓度。一般认为，PSA 0～4.0ng/ml 为男性正常值范围，各个医院依据自己的检查仪器标准、所用的试剂不同，可能有细微的差异
	PSA 的诊断意义	PSA 是目前前列腺癌的生物学指标，可用于前列腺癌的筛查和早期诊断。一般认为，PSA 大于 10ng/ml 则患前腺癌的危险性增加。当前列腺发生癌时就破坏了血-上皮之间的屏障，而癌分泌的 PSA 亦多了，致使 PSA 直接进入血内，癌的恶性程度越高，对于正常前列腺组织破坏越大，血清中 PSA 越高。因此，前列腺增生患者做 PSA 检测主要是筛查有无并发前列腺肿瘤
结语		PSA 是目前筛查前列腺癌的主要手段

37. PSA 不正常该怎么办，不正常就一定是前列腺癌吗

```
┌─────────────────────┐
│ PSA不正常的原因      │
└─────────────────────┘
         │
         ├──┌──────────────────────────────┐
         │  │ PSA值受多个因素的影响        │
         │  └──────────────────────────────┘
         │
         └──┌──────────────────────────────┐
            │ PSA不正常不一定就是前列腺癌   │
            └──────────────────────────────┘
```

PSA 不正常的原因	**PSA 值受多个因素的影响**	PSA 值受多个因素的影响。前列腺增生、肛诊、前列腺按摩和穿刺、经尿道 B 超检查、前列腺电切、前列腺炎急性发作以及急性尿潴留发生时，血清 PSA 值均会有不同程度的升高。血清 PSA 也与年龄和前列腺体积有关，随年龄和前列腺的体积增加而增高。有研究揭示，前列腺体积大约每增大 1ml，PSA 含量可增加 4%。癌症所造成的 PSA 升高是持久性的，而且随着肿瘤的发展而持续不断的升高。因此，如果是在做过上述检查后测得的 PSA 有增高，可在间隔 2 周或更长时间再次检查血清 PSA。一般而言，如果排除以上干扰因素，连续 3 次检查血清 PSA 都有升高，特别是 B 超检查发现前列腺合并有异常结节，那就需要做前列腺磁共振成像检查和前列腺组织穿刺检查，以进一步明确是否有前列腺癌
	PSA 不正常不一定就是前列腺癌	PSA 不正常不一定就是前列腺癌。如上所述许多良性疾病和某些操作都会影响血清 PSA 的检查结果。前列腺增生和前列腺癌的 PSA 水平在 4～10ng/ml 时有较大部分重叠，在这个所谓灰色区域难以根据 PSA 水平来区分前列腺增生和前列腺癌。PSA 在血清中可以游离态和结合态的形式存在，游离 PSA 是指游离在血浆中不被结合的那部分 PSA，表示为 fPSA；血清总 PSA 以 tPSA 表示。fPSA 浓度在癌症患者中低于良性增生患者。临床上就是应用这个差异，从良性前列腺增生病人中，将早期前列腺癌筛检出来。目前应用 fPSA/tPSA 比值来辅助鉴别前列腺癌和良性增生获得广泛使用。参考值为 0.16，即其比值＜0.16 则患前腺癌的可能性高。近年来研究表明，结合 PSA（cPSA）和 tPSA 相关性好。前列腺操作对 cPSA 的影响弱于对 tPSA 的

PSA 不正常的原因	PSA 不正常不一定就是前列腺癌	影响。前列腺体积对 cPSA 的影响也弱于对 tPSA 的影响。故 cPSA 是诊断前列腺癌的较理想指标。在 tPSA＜10ng/ml、cPSA/tPSA≥0.78 时，对前列腺癌的诊断有较高的敏感性和特异性
结语		PSA 不正常时不要过分紧张，更不必"谈癌色变"。应该向医生咨询，明确有无导致 PSA 升高的其他良性疾病或情况存在，相信医生会根据每个患者的具体情况做出检查和诊断的合理建议

38. 前列腺增生病人有必要做 CT 和 MRI 检查、上尿路检查吗

有必要做CT和MRI检查、上尿路检查吗		
	需MRI区分前列腺增生与前列腺癌的情况	
	需做静脉尿路造影的情况	

有必要做CT和MRI检查、上尿路检查吗	需 MRI 区分前列腺增生与前列腺癌的情况	前列腺增生患者做 CT 或 MRI 检查不是必需的，一般通过结合病史、体格检查、肛诊以及 B 超检查结果的综合评价，可对前列腺增生做出明确的诊断。但是，如果肛诊触及异常结节，前列腺质地坚硬，又有 B 超发现异常增生的结节，那就有必要考虑选择行 CT 或 MRI 检查，来帮助鉴别诊断。一般而言，为区分前列腺增生与前列腺癌，MRI 检查对组织结构的分辨更清晰一些，是首选的检查手段。CT 对前列腺增生和前列腺癌的鉴别参考意义不大
	需做静脉尿路造影的情况	对早期、病程较短的前列腺增生患者，一般不需要做上尿路检查。对有以下情况之一者，建议做静脉尿路造影：①过去或目前存在上尿路感染，如急、慢性肾盂肾炎；②有镜下或肉眼血尿者；③既往或现在有尿路结石者；④轻度肾功能不全者（血清肌酐超过正常值 1.5 倍以内）
结语		前列腺增生患者做 CT 或 MRI 检查不是必需的，对早期、病程较短的前列腺增生患者，一般不需要做上尿路检查

39. 尿道膀胱镜可以了解哪些情况

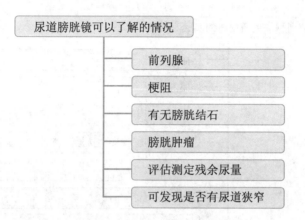

尿道膀胱镜可以了解的情况	前列腺	前列腺增生所致的尿道或膀胱颈部梗阻的特点
	梗阻	是否有膀胱颈部后唇抬高因素所致的梗阻
	有无膀胱结石	有无膀胱结石、膀胱憩室或膀胱小梁形成
	膀胱肿瘤	有无并发膀胱肿瘤
	评估测定残余尿量	评估测定残余尿量
	可发现是否有尿道狭窄	可发现是否有尿道狭窄存在及其部位和程度
结语		不是每个前列腺增生患者都需要行尿道膀胱镜检查，临床医生会根据患者的具体情况给出是否需要做尿道膀胱镜检查的建议

40. 前列腺增生需要哪些实验室检查

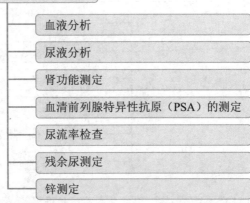

前列腺增生需要做的实验室检查
血液分析
尿液分析
肾功能测定
血清前列腺特异性抗原（PSA）的测定
尿流率检查
残余尿测定
锌测定

前列腺增生需要做的实验室检查	血液分析	血常规及生化检查，对因梗阻引起的感染、尿毒症者十分重要，尿毒症的程度在血红蛋白的降低程度上有所反映。尿路感染时，血白细胞计数及分类对诊断及治疗亦有参考价值
	尿液分析	前列腺增生病人的尿常规检查有时可以正常，现尿路感染时可见红、白细胞、蛋白尿、脓尿和碱性尿。通过检查还可判断有无血尿、尿糖、胆红素。尿涂片镜检并作培养到细菌。在收集尿液时，必须在直肠指检前进行，以免前列腺影响检查结果
	肾功能测定	前列腺增生病人可根据各自的具体情况选择下列项目进行检查：①血液尿素氮、肌酐测定；②酚红排泄试验；③靛胭脂排泄试验；④尿浓缩、稀释试验；⑤普通或大剂量静脉尿路造影
	血清前列腺特异性抗原（PSA）的测定	以排除前列腺癌的可能。这里要提醒的是在某些情况下PSA会出现假阳性，即在下列情况下可引起PSA的水平的增高，如最近射精，前列腺的炎症、缺血或梗死，良性前列腺增生和恶性的前列腺癌等。目前已有测定游离和结合PSA的新方法，它可以提高区分前列腺增生症和前列腺癌的准确性

前列腺增生需要做的实验室检查	尿流率检查	从尿流率的变化能间接测知下尿路的功能，对判断病变很有帮助。故在初诊、治疗中和治疗后都可测定尿流率来判断疗效。基于该检查的无损伤性和临床价值，在有条件的医院，于治疗前、中、后都应测定
	残余尿测定	正常人剩余尿不大于 10ml，而前列腺增生患者可出现残余尿量的增多，故测定残余尿是重要的诊断步骤之一。建议在初诊评估病人和治疗后判定疗效时应测定排尿后的剩余尿。简单的无创伤的方法是通过经腹部 B 超来检测。由于一个人的剩余尿量有较大的波动，因此初步检查如有较多的剩余尿，为准确起见，应重复检查 1 次
	锌测定	前列腺增生时，血浆锌含量明显增高。可作为诊断前列腺增生的指标之一
结语		前列腺增生又称前列腺肥大，是中老年男性常见的一种慢性疾病，发病年龄大都在 50 岁以后，前列腺增生病人因年龄较大，经常合并有其他慢性疾病，对于前列腺增生的诊断不仅要靠前列腺增生患者的临床体征，还应做一些必要的实验室检查来确诊前列腺增生

41. 前列腺增生常见的并发症有哪些

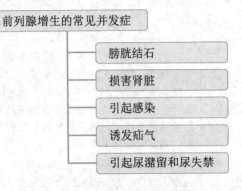

前列腺增生的常见并发症
- 膀胱结石
- 损害肾脏
- 引起感染
- 诱发疝气
- 引起尿潴留和尿失禁

前列腺增生的常见并发症	膀胱结石	老年人的膀胱结石也与前列腺增生症有关。在尿路通畅的情况下，膀胱里一般不会长出石头。即使有石头从输尿管掉到膀胱里也能随尿液排出，患前列腺增生的老年人就不同了
	损害肾脏	前列腺增生可能导致肾脏损害甚至尿毒症。这是由于增生的前列腺压迫尿道，膀胱需要用力收缩，才能克服阻力将尿液排出体外。久而久之，膀胱肌肉会变得肥厚 如果膀胱的压力长期不能解除，残余在膀胱内的尿液逐步增加，膀胱肌肉就会缺血缺氧，变得没有张力，膀胱腔扩大。最后膀胱里的尿液会倒灌到输尿管、肾盂引起肾积水，严重时出现尿毒症
	引起感染	俗话说："流水不腐"，但前列腺增生症患者往往有不同程度的尿潴留情况，膀胱内的残余尿液就好像一潭死水，一旦细菌繁殖就会引起难以控制的感染
	诱发疝气	前列腺增生可能诱发老年人的疝气（小肠气）等疾病。有的前列腺增生症患者会出现排尿困难症状，需要用力和憋气才能排尿。由于经常用力，肠子就会从腹部薄弱的地方突出来，形成疝气（小肠气），有时患者还会出现痔、下肢静脉曲张

前列腺增生的常见并发症	引起尿潴留和尿失禁	尿潴留可发生在疾病的任何阶段，多由于气候变化、饮酒、劳累使前列腺突然充血、水肿所致。过多的残余尿可使膀胱失去收缩能力，滞留在膀胱内的尿液逐渐增加。当膀胱过度膨胀时，尿液会不自觉地从尿道口溢出，这种尿液失禁的现象称为充盈性尿失禁，这样的患者必须接受紧急治疗
结语		为了避免因前列腺增生发生其他的并发症，老年朋友应注意以下两点：一是当患有前列腺增生症时，应重视尿频症状。这绝非是老年人的正常现象，而是病症的信号，应及时诊治，防止病情前列腺增生进一步发展。二是当出现严重尿频、尿急、小便淋漓不尽时，可能已有大量残余和尿潴留，这时千万不要因害怕导尿而硬挺着不及时治疗，否则必然会发生严重的并发症

42. 前列腺增生的诊断标准有哪些

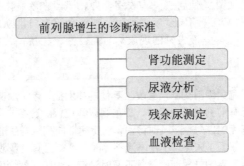

前列腺增生的诊断标准	肾功能测定	前列腺增生病人可根据各自的具体情况选择下列项目进行检查： ①血液尿素氮、肌酐测定 ②酚红排泄试验 ③普通或大剂量静脉尿路造影 ④尿浓缩、稀释试验 ⑤靛胭脂排泄试验
	尿液分析	常见的前列腺增生诊断标准有尿液分析。前列腺增生病人的尿常规检查有时正常，出现尿路感染时可见红、白细胞、蛋白尿、脓尿和碱性尿。通过检查还可判断有无血尿、尿糖、胆红素。尿涂片镜检并作细菌培养。在收集尿液时，必须在直肠指检前进行，以免影响检查结果
	残余尿测定	正常人剩余尿不超过 10ml，而前列腺增生患者可出现残余尿量的增多，故测定残余尿是重要的诊断步骤之一。建议在初诊评估病人和治疗后判定疗效时应测定排尿后的剩余尿。简单的无创伤的方法是通过经腹部 B 超来检测。由于一个人的剩余尿量有较大的波动，因此初步检查如有较多的剩余尿，为准确起见，应重复检查 1 次
	血液检查	血常规及生化检查，对因梗阻引起的感染、尿毒症者十分重要，尿毒症的程度在血红蛋白的降低程度上有所反映。尿路感染时，血白细胞计数及分类对诊断及治疗亦有参考价值
结语		前列腺增生常见的诊断标准有以上这些

43. 前列腺增生程度如何分级

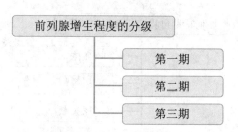

前列腺增生生程度的分级		
	第一期	第一期为患者排尿困难、尿频、夜尿增多、排尿无力、膀胱壁因排尿费力而出现小梁，但是没有残余尿；第一期患者的最大尿流率和平均尿流率减低不明显，尿流图形多在正常的范围内
	第二期	第二期指膀胱壁尿肌开始代偿不全，不能将尿液完全排出而出现残余尿，常常合并发生慢性细菌性膀胱炎；第二期患者的最大尿流率及平均尿流率均明显降低，排尿时间明显延长，尿流图形呈多波型曲线
	第三期	第三期系指由于长期排尿费力，引起膀胱排空功能减退，发生尿潴留、肾功能不全。第三期或者说晚期患者的最大尿流率进一步降低，排尿时间更加延长，尿流图形大多为低平曲线
结语		医生一般把前列腺增生分成三度。用医学术语之外的方式形容前列腺增生的程度：正常前列腺为栗子大，第一度肥大为鸽蛋大，第二度肥大为鸡蛋大，第三度肥大为鹅蛋大。这种形象的说法说明了前列腺增大的程度，并不能说明增生腺体对尿道的阻塞程度和疾病的严重程度。为了表明前列腺增生病人疾病的严重程度，医生在临床上将前列腺增生症分为三期，一般在第一期的前列腺增生症采用保守疗法，第二期的早期患者也可能适用保守疗法，保守疗法效果不佳，病情发展的第二期患者，以及第三期的前列腺增生患者，应该考虑手术治疗

44. 如何早期自我诊断前列腺增生

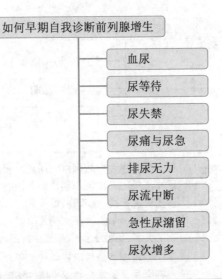

如何早期自我诊断前列腺增生	血尿	前列腺增生时，前列腺部位毛细血管扩张，排尿时，膀胱紧缩，可导致毛细血管破裂，出现血尿
	尿等待	排尿时，摆出排尿姿势，却不能马上尿出，必须等待一会，才能有尿缓慢排出。这是由于前列腺增生导致尿道储存尿液的能力下降，尿液对尿道敏感性增强，故压力下降，导致尿道承受的压力减小，排尿力量减小，从而出现尿等待的症状
	尿失禁	由于前列腺增生导致膀胱中残余尿量增多，夜间睡眠状态下，膀胱压力逐渐增大，当压力超过尿道管腔阻力时，就会出现尿液自行流出，严重时，白天也会发生
	尿痛与尿急	前列腺增生时，由于尿液总排不尽，排尿次数增加等原因，造成尿路感染，由于炎性刺激，导致尿痛、尿急，尿急是指一有尿意就必须立即排尿，稍迟些就会尿裤子
	排尿无力	正常人在排尿时尿呈抛物线，并具有冲击力，而前列腺增生时，增生的前列腺压迫了前列腺段的尿路，从而导致尿流变细，不能形成抛物线，且尿程缩短，甚至出现滴沥而下的情况

如何早期自我诊断前列腺增生	尿流中断	增生的前列腺导致后尿路狭窄，排尿时阻力增加，所以患者不得不用力增加腹压帮助排尿，由于呼吸等因素，致使腹压变化，就出现了一股一股的尿液，有些老年人前列腺增生时排尿中断可能是由于尿路结石，这时不用紧张，将身体后仰或坐下，继而抬高膀胱口位置，使结石移到膀胱口下部，排尿就会通畅了
	急性尿潴留	前列腺增生可致尿道梗阻，从而引发急性尿潴留，特点是发病突然，膀胱在短时间内膨胀，患者下腹胀痛，尿意紧迫，反复用力排尿，却排不出尿液
	尿次增多	正常人每天排尿次数多为白天 3～4 次，夜晚 1～2 次，当然排尿次数也会随着饮水量增加而增加，但如果出现小便次数的异常增多，特别是夜晚，就要考虑是否患了前列腺增生，这是由于前列腺的压迫使每次排尿都不能将膀胱中的尿液排尽，就相当于减小了膀胱的容积，故排尿次数就会增多
结语		前列腺增生对于男性来说危害是巨大的，所以早期发现前列腺增生意义重大

45. 前列腺增生和前列腺癌有什么区别与联系

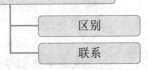

前列腺增生和前列腺癌的区别与联系	区别	前列腺癌严重威胁着男性的健康，是男性生殖系统最常见的恶性肿瘤，发病随年龄而增长，其发病率有明显的地区差异，欧美地区较高
		前列腺增生多出现于老年人身上，是老年人不好预防的一种男科病。正常成人的前列腺重 18～20g，但随着年龄的增长男性的性功能也随之减退，前列腺大多有不同程度的增生。如果超过 80g，就可能压迫尿道，造成排尿困难
		在幼年时期，前列腺较小，随着发育年龄的来临（16 岁之后），它受着性激素的影响，可以迅速长大，发挥它的功用。到了老年，体内腺组织萎缩，前列腺也随之缩小
		但也有少数人，年过 40 岁以后，这些腺体开始一点点增大。一个正常的前列腺重量不过 20g，这时可以增重至 30～40g，以至 80g 左右，个别也有极度增大至 100g 或 200g 的。由于它地处要位，可以堵住尿路，因此使尿路不畅，产生排尿困难，使人十分苦恼
		排尿困难是前列腺增生的主要症状，这是因为前列腺增生时，使膀胱颈部隆起突入膀胱，改变了正常形态，尿道因此而发生受压变扁变狭，尿道伸长和弯曲等改变，在临床上出现排尿困难；最初时表现为排尿费力，尿意急但不能立即排出，需要等一段时间才能排出，同时尿路变细，射程变短，最后呈点滴状排出。随着梗阻加重，膀胱内尿液每次排尿时不能完全排出。残留在膀胱内的尿称为"残余尿"。目前可用 B 型超声波测定残余尿的数量，正常人的残余尿不超过 10ml，而前列腺增生的患者残余尿量超过正常人，而且梗阻越严重则残余尿量越多。由于残余尿刺激膀胱可引起尿频，尤以夜间为甚。如引起膀胱发炎，则加重尿路的刺激，尿急、尿频的症状会更加明显。由于尿潴留和感染，还可形成膀胱结石

前列腺增生和前列腺癌的区别与联系	区别	前列腺增生的诊断并不太困难，一般根据年龄、症状和直肠指诊检查就可以确定。还可以做膀胱和前列腺造影、超声波、膀胱镜及穿刺检查等进一步明确诊断。这些就是前列腺增生的检查方法
	联系	前列腺增生与前列腺癌有一定关系，少数前列腺增生的患者可转变为前列腺癌。前列腺癌的症状与前列腺增生极为相似，早期可有短时期的尿频及尿液增多，然后有排尿困难和尿潴留等，当癌细胞向周围组织器官以及全身部位扩散、转移时，就会出现各种相应的症状
结语		了解了什么是前列腺增生，专家还要提醒您在日常生活中注重前列腺增生的防范。假如您发现自己有前列腺增生的某种症状，那么您应当及时就医诊治。在平时生活更要注重锻炼身体，禁忌辛辣食物。这样才不会使病情恶化，带来更危险的并发症

46. 前列腺增生 X 线和 B 超检查有何意义

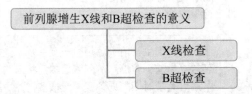

前列腺增生 X 线和 B 超检查的意义	X 线检查	可了解前列腺本身情况和判断前列腺梗阻对泌尿系统造成的影响
	B 超检查	B 型超声波检查不但可测出增生的前列腺的形态、大小及性质，而且还可以分析内部组织结构，为与其他疾病的鉴别诊断提供依据，对患者无损伤，可反复进行。超声的探头探测通常有四个途径，即经腹壁、直肠、会阴和尿道。通常用得较多的是前两种途径。其中经直肠 B 超检查可更准确，并可显示出患者排尿时尿道内的变形、移位，从而反映出膀胱出口梗阻的动态改变。经腹壁 B 超检查有助于测定残余尿（残余尿量越多越准确）、是否合并泌尿系结石及有无肾积水的存在。B 超检查前，患者先要喝水，让膀胱里能充盈 100ml 左右的尿液，此时能清楚地对比膀胱与前列腺的情况。正常前列腺在经腹壁探测途径上，横切面图上前列腺为栗子形，边界清晰，内部超声波的回声均匀，靠近中央尿道处的回声稍低些，而周围部的回声略高。当然，不同部位及不同的探测角度，会显示不同的图像，医生会综合起来加以判断。前列腺增生时，同样是经腹壁探测途径，横切面图像上，可见前列腺增大，形态饱满呈圆形，边界整齐，而尿道附近的前列腺被压缩成为狭长的低回声带，与正常情况相比迥然不同。更重要的是，该项检查还可以帮助区分前列腺增生与前列腺癌
结语		X 线检查和 B 超检查是检查前列腺疾病的重要手段

47. 患了前列腺增生应注意什么

```
患了前列腺增生应注意的事项
        应每年进行一次检查
        日常生活中应注意的事
```

患了前列腺增生应注意的事项	应每年进行一次检查	明确诊断为前列腺增生症患者，因病程进展缓慢且不可预测，许多前列腺增生症患者的症状相当长的时间内很少发展，而且各自耐受症状的程度又极不相同，故只要患者无明显症状，甚至无绝对的手术指征，均可待观察。选择等待观察的患者，应每年进行一次检查，包括病史、I–PSS、体格检查、直肠指诊（DRE）、尿液分析、肾功能检查、尿流率测定、B 超检查等；比较过去一年里症状的发展情况、是否出现了并发症、是否出现了绝对手术指征
	日常生活中应注意的事	①不吃辛辣刺激性食物，不饮酒。因为辛辣食物及酒都可引起前列腺充血，加重排尿不畅症状，甚至引起急性尿潴留 ②积极治疗泌尿系炎症 ③少骑自行车，避免长期坐硬椅子，或久坐潮湿之地 ④性生活要适度，防止前列腺过度充血 ⑤不忍尿、憋尿，防止膀胱过度充盈影响逼尿肌功能，造成尿潴留 ⑥保持心情舒畅，参加适度的体育锻炼
结语		患了前列腺增生应注意每年的检查和养成良好生活习惯

48. 前列腺增生的治疗方法有哪些

```
            前列腺增生的治疗方法
                          药物治疗
                          手术治疗
                          微波热疗
                          射频热疗
                          激光治疗
                          尿道支架
```

前列腺增生的治疗方法	药物治疗	根据与前列腺增生症症状相关的三方面病理变化，目前治疗前列腺增生症的药物亦相应分为三类： ①作用于胆碱酯酶的药物：黄酮哌酯（泌尿灵） ②α_1-受体阻滞剂：第一代 α_1-受体阻滞剂如酚苄明；第二代 α_1-受体阻滞剂如哌唑嗪、特拉唑嗪（高特灵）；第三代 α_1-受体阻滞剂如坦索罗辛（哈乐）性能比前两种更好 ③缩小前列腺体积的药物：普乐安（前列康）、美帕曲星（益列康宁）、非那雄胺（保列治）、普适泰（舍尼通）等
	手术治疗	对于前列腺增生症，残余尿经常超过 60ml 或经常发生尿潴留及感染的病人，外科手术仍是重要的有效的方法 ①前列腺电切术：是公认治疗前列腺增生的"金"标准，目前有经尿道前列腺汽化电切术，经尿道前列腺等离子电切术和选择性绿激光前列腺汽化术等 ②传统的开放手术：包括耻骨上经膀胱前列腺摘除术及耻骨后前列腺切除术，适用于有膀胱有合并症者，也可施行单纯性膀胱造瘘术
	微波热疗	应用固定微波热源对前列腺进行加热，可使 2cm 半径范围的细胞变性、坏死，血管萎缩，使前列腺段尿道变宽而改善症状，尿道壁可保持完好。治疗方式有经尿道、经直肠和体外三种

前列腺增生的治疗方法	射频热疗	射频的波长比微波长，其穿透力更强，具有加热和传感的双重功能，单次治疗多可奏效
	激光治疗	激光治疗前列腺增生症主要是利用其光致热作用和光致压强作用，目前在前列腺增生症的治疗中多采用连续波激光手术刀
	尿道支架	即记忆合金支架为螺旋支架，一般仕膀胱镜下放置和固定在前列腺部尿道，开始可有尿失禁等反应，两个月左右可自行消失
结语		前列腺增生是中老年男性的常见病和多发病，男性从 40 岁开始就会出现前列腺增生现象，80 岁时患病率可高达 90%。由于生活中很多患者对前列腺增生知识了解不足、重视程度不够，常常错过最佳的治疗时机

49. 哪些前列腺增生患者可采用保守疗法

哪些前列腺增生患者可采用保守疗法
前列腺增生发展到一定阶段即停止发展的患者
健康状况不允许的患者

哪些前列腺增生患者可采用保守疗法	前列腺增生发展到一定阶段即停止发展的患者	一部分前列腺增生的患者，其前列腺增大到一定的程度就会停止增长，使用保守治疗效果就很好
	健康状况不允许的患者	还有一部分老人因健康情况太差，比如有严重的心血管病变，近期又有心肌梗死导致心功能不全；老年慢性支气管炎、肺气肿已引起肺功能不全；严重肾功能不全等等，均不能耐受手术，只好进行保守治疗。而且如果采取手术，往往意味着性功能的丧失，若手术产生术后并发症会给患者带来更多痛苦，得不偿失
结语		前列腺增生是老年男性的多发病，由于该病的病因西医认识不清楚，因此西医非手术疗法疗效都不很满意。非手术的保守治疗前列腺肥大仍然占首要的地位

50. 患了前列腺增生一定需要治疗吗

```
患了前列腺增生一定需要治疗吗
        ├── 不需要采用药物治疗或施行手术的情况
        └── 需要采用药物治疗或施行手术的情况
```

患了前列腺增生一定需要治疗吗	不需要采用药物治疗或施行手术的情况	有症状的前列腺增生患者，并不都要采用药物治疗或施行手术，因为前列腺增生患者的下尿路症状发生的原因复杂，是多因素造成的。在临床上，前列腺增生患者的病情并非都是逐步加重，有不少患者症状长期无变化，也不发生前列腺增生的并发症，有些患者症状会自然缓解，有的甚至完全消失。经过长时间的随访，前列腺增生患者中只有少数可能出现尿潴留、肾功能不全、膀胱结石等并发症。因此，对于大多数前列腺增生患者来说，等待观察是一种合适的处理方式，特别是患者生活质量尚未受到下尿路症状明显影响的时候 　　等待观察是一种非药物、非手术的治疗措施，包括患者教育、生活方式指导、随访等。等待观察适用于下尿路症状轻微（IPSS评分≤7），或症状已达中等程度以上（IPSS评分≥8），但生活质量尚未受到明显影响的患者 　　我国吴阶平院士在20世纪80年代早期即强调：不是所有前列腺增生病人都需要手术治疗，更不是手术越早做越好
	需要采用药物治疗或施行手术的情况	前列腺增生患者下尿路症状可随着年龄增长而加剧，需要治疗的百分率也随之升高。前列腺增生患者的前列腺体积也可随着年龄的增长而增大，随着前列腺体积的增大，症状也容易加剧，急性尿潴留的发生率及需要手术治疗的几率也随之增加。所以前列腺体积比较大，症状比较明显的患者，适宜采用药物治疗，而不主张等待观察 　　当然，如发生前列腺增生并发症，如反复尿潴留、反复泌尿系统感染、上尿路积水、反复血尿、继发膀胱结石等，则需手术治疗
结语		在决定前列腺增生患者是否需要治疗之前，要了解下列3个问题：①下尿路症状的轻重程度；②症状是否影响生活质量，患者本人是否感到需要治疗；③病情是否允许可以不进行治疗。国际前列腺增生症状评分（IPSS）虽然不能作为选用不同治疗方法的唯一依据，但可作为参考。国际前列腺增生的症状评分（IPSS）为0～7分者（轻度）可以等待观察，8分以上者可以考虑采用药物疗法或手术治疗的方法

51. 前列腺增生能彻底治愈吗

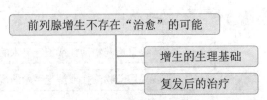

前列腺增生不存在"治愈"的可能	增生的生理基础	按 Lowsley 对胚胎时前列腺研究的结果，把前列腺分成 5 个叶，即前、中、后及 2 个侧叶，按新的分区方法，即中央区、外周区和移行区。外周区是前列腺炎和前列腺癌最常发生的区域，而移行区则是前列腺增生的易发部位。尿道周围还有一些腺体，主要由纤维和平滑肌组织构成，称为尿道周围腺体区，也是前列腺增生的发源地。前列腺增生后，移行区的体积增大，挤压外周区使之变薄，形成包绕增生部分前列腺组织的所谓外科包膜。手术摘除前列腺时，无论是传统的开放手术还是近几十年来临床广泛应用的经尿道手术，实质上是切除了外科包膜之内增生的前列腺内层组织，外层前列腺（外科包膜）并未切除，而少量内层腺体也有可能紧贴着外科包膜而无法完全切除干净。很显然，这就留下了前列腺增生术后复发的物质基础
	复发后的治疗	不过前列腺增生复发常在手术摘除前列腺多年以后才会发生。术后短期内就又发生下尿路梗阻，常见的原因可能为尿道狭窄、膀胱颈口硬化、前列腺癌等，不能简单地认为是前列腺增生复发 　　前列腺增生复发后的治疗，仍可以考虑药物治疗，再次手术切除的治疗效果也确实有效。尽管第二次手术操作的难度有可能超过第一次手术，而且患者年龄更高，合并症更多，但需要接受手术的患者不必过分顾虑
结语		前列腺增生是男性进入老年阶段后，前列腺发生的一种生理性变化。除非在男性进入青春期发育前切除睾丸，否则几乎难以阻止前列腺发生增生性改变，所以前列腺增生也就不存在"治愈"的可能。药物治疗和手术治疗的目标是缓解或解除患者的下尿路症状，预防并发症的发生

52. 常用治疗前列腺增生的药物有哪几类

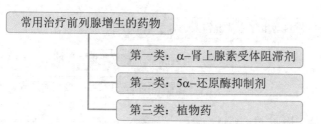

常用治疗前列腺增生的药物

第一类：α-肾上腺素受体阻滞剂

第二类：5α-还原酶抑制剂

第三类：植物药

常用治疗前列腺增生的药物	第一类：α-肾上腺素受体阻滞剂	其作用原理是阻止神经传递介质肾上腺素和受体结合，能选择性地作用于前列腺及膀胱颈的平滑肌，降低其张力，使尿道平滑肌松弛，改善排尿受阻症状。这类药物起效快，一般用药 3～5 天，80%患者的症状会得到明显改善。但这类药物不能使增生的前列腺缩小，只是达到改善症状的目的。此类药物典型的副作用是降低血压，有可能引起体位性低血压，还可能会有心动过速、鼻塞等副作用。主要有以下几种药物：阿夫唑嗪、特拉唑嗪、坦索罗辛、多沙唑嗪等
	第二类：5α-还原酶抑制剂	5α-还原酶抑制剂，如非那雄胺（保列治）。其作用原理是降低体内雄激素双氢睾酮的水平，使这一和前列腺增生密切相关的激素水平下降，达到治疗前列腺增生的目的。临床观察表明，应用保列治能缩小前列腺体积，增加尿流量，改善排尿受阻症状。但此类药物起效比较缓慢，最大疗效需在用药半年后才出现，停药后症状会复发，维持疗效需长期用药。此类药物典型的副作用是雄激素水平变化导致的乳房胀痛、勃起功能障碍等
	第三类：植物药	优点是长期服用毒副作用较少。其中一类是植物类制剂，如保前列、护前列、通尿灵等，它们含植物固醇，能干扰腺体的前列腺素合成和代谢，降低性激素结合蛋白浓度，且有利尿、杀菌、抗炎、减轻前列腺组织充血的作用，因而具有缓解前列腺增生症症状的作用。另一类是花粉类制剂，如舍尼通等，它们都是天然植物的花粉制剂，含有多种维生素、氨基酸、酶和微量元素，能抑制内源性炎症介质、收缩膀胱平滑肌、舒张尿道平滑肌、改善排尿症状，对前列腺增生有一定缓解作用，并有增强体质，改善食欲和睡眠等保健作用。另外，中医中药治疗良性前列腺增生有许多独到之处。中医认为前列腺增生多为湿热下注、瘀血凝聚所致，故多采用清热通淋、活血化瘀的原则配伍用药，毒副作用少，主要药物有前列康等。植物药作用较慢，适用于症状轻微的患者
结语		常用治疗前列腺增生的药物主要有α-肾上腺素受体阻滞剂、5α-还原酶抑制剂及植物药

53. 前列腺增生哪些情况需要进行手术治疗

前列腺增生哪些情况需要进行手术治疗
- 前列腺增生导致严重并发症
- 不解除下尿路梗阻难以达到治疗效果者

前列腺增生哪些情况需要进行手术治疗	前列腺增生导致严重并发症	重度前列腺增生患者，或下尿路症状已明显影响生活质量者可选择手术治疗，尤其是药物治疗效果不佳或拒绝接受药物治疗的患者可以考虑手术治疗 当前列腺增生导致以下并发症时，建议采用外科手术治疗 ①反复尿潴留 ②反复血尿，5α–还原酶抑制剂（如保列治）治疗无效 ③反复泌尿系统感染 ④继发膀胱结石 ⑤继发性上尿路积水（伴或不伴肾功能损害）
	不解除下尿路梗阻难以达到治疗效果者	前列腺增生患者合并膀胱巨大憩室、腹股沟疝、严重的痔疮或脱肛，临床判断不解除下尿路梗阻难以达到治疗效果者，应当考虑外科治疗 在这里需要说明的是，前列腺增生的手术与其他各种外科手术一样，需要满足一些基本条件后才能够实施，也就是对患者的身体情况有些基本的要求。对于前列腺增生的手术，简单地讲有以下几个基本条件需要具备 ①患者的心、肺、肝、肾等重要器官功能能够适应麻醉和手术的需要，如果某个或某几个重要器官功能损害严重则不能手术，需要积极治疗改善重要器官功能后才能考虑手术 ②不能存在凝血功能障碍。现在很多高血压、冠心病、脑梗死患者长期服用阿司匹林等抗凝药物，需要暂停这类药物后才能进行手术 ③急性泌尿系统感染未得到有效控制时不能进行手术
	结语	针对每种具体手术方式，还有各自特殊的要求。所以不是病情"需要"进行手术治疗就"能够"手术，这是前列腺增生患者需要了解的医疗常识

54. 前列腺增生常用的手术方法有哪些

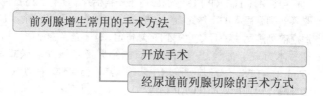

前列腺增生常用的手术方法	开放手术	开放手术中，目前最常采用的手术方式是耻骨上经膀胱前列腺摘除术。简要的手术过程是：可采用全身麻醉或下半身麻醉。患者平躺，下腹部横行或纵行切口进入，切开膀胱后可直接看到增生的前列腺。手术者用手指钝性将增生的前列腺组织摘除。留置必要的尿管和引流管后关闭膀胱和手术切口。此手术方式技术成熟，易于被医生掌握，增生的前列腺组织切除较为彻底，临床效果良好，应用十分普及
	经尿道前列腺切除方式	各种经尿道前列腺切除的手术方式，其基本的操作方法相同，主要区别在于切除前列腺增生组织所用的"能量刀"不同，目前常用的有电切、等离子切割以及各种激光等。简要的手术过程是：可采用全身麻醉或下半身麻醉。患者平卧，双腿分开、抬高（医学上称为"截石体位"）。先将内腔镜的外鞘经尿道这一人体的生理通道进入到膀胱，然后在外鞘里放入各种不同的"切割刀"和内窥镜，内窥镜里看到的图像可通过先进的影像设备显示在监视屏幕上，手术者可通过监视屏看到增生的前列腺组织和膀胱内的情况，进行前列腺增生组织的切除。增生的前列腺组织被切割成纤细的组织条，切割完毕后通过冲洗将组织条经尿道取出体外。手术结束后，一般只需要留置一根导尿管
	结语	前列腺增生手术经过 100 多年的发展，有非常多的手术方法。特别是近几十年来各种经尿道手术方法的出现，更是极大地丰富了前列腺增生手术方式，提高了手术治疗的水平。经典的外科手术方法有经尿道前列腺电切术（TURP）、经尿道前列腺切开术（TUIP）和开放性前列腺摘除术。目前 TURP 仍是治疗前列腺增生最常用的手术方式。各种外科手术方法的治疗效

结语	果与 TURP 接近或相似，但适用范围和并发症有所差别。作为 TURP 和 TUIP 的替代治疗手段，经尿道前列腺电气化术（TUVP）和经尿道前列腺等离子双极电切术（TUPKP）目前也应用于外科治疗。所有上述各种治疗手段均能改善前列腺患者的下尿路症状。经尿道钬激光前列腺剜除术（HoLRP）用于治疗前列腺增生的疗效也得到充分肯定，越来越多的泌尿外科医生接受了这种手术方式。另外还有新近发展的经尿道铥激光剥橘式前列腺切除术（TmLRP–TT），治疗前列腺增生切割精准、出血少、恢复快、并发症少、安全性高，近期疗效和 TURP 相似

55. 前列腺手术方法比较

```
┌─────────────────────┐
│  前列腺增生手术方法    │
└─────────────────────┘
        │  ┌─────────────────────┐
        ├──│  经尿道手术的优点       │
        │  └─────────────────────┘
        │  ┌─────────────────────────┐
        ├──│  什么情况可以采用经尿道手术  │
        │  └─────────────────────────┘
        │  ┌─────────────────────┐
        └──│  为什么会建议采用开放手术 │
           └─────────────────────┘
```

前列腺增生手术方法	经尿道手术的优点	概括地讲，经尿道手术与传统开放手术比较，有以下优点：①疗效比较稳定；②创伤性比较小；③术后恢复比较快；④住院时间比较短　但需要说明的是，并非所有的前列腺增生患者都适合采用经尿道手术方式
	什么情况可以采用经尿道手术	经尿道手术治疗前列腺增生主要适用于前列腺体积 80ml 以下的患者，技术熟练的手术者可以适当放宽对前列腺体积的限制。手术的适应证和开放性手术相同，具体可参考本篇前述的内容。因为经尿道手术能够实施的前提是内腔镜能够经尿道放入膀胱，所以如果存在尿道狭窄、尿道畸形等情况，内腔镜无法进入膀胱或勉强进入有可能造成尿道损伤时，都不能进行经尿道的手术
	为什么会建议采用开放手术	每个患者的具体情况各不相同，所以也就不能用一种手术方式治疗所有需要手术治疗的前列腺增生患者，这也是目前临床上同时存在多种前列腺增生手术方式的原因。医生的责任正是在于帮助患者制定出最适合其本人的手术方案 开放性前列腺摘除术常用术式有耻骨上经膀胱前列腺摘除术等，主要适用于以下患者：①前列腺体积大于 80ml。②合并大的膀胱结石或膀胱憩室等，必须通过开放性手术来处理的一些伴发性疾病
结语		前列腺增生手术经过 100 多年的发展，有非常多的手术方法。特别是近几十年来各种经尿道手术方法的出现，更是极大地丰富了前列腺增生手术方式，提高了手术治疗的水平

56. 前列腺增生激光手术

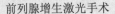

```
前列腺增生激光手术
    ├── 前列腺增生激光手术的优点
    └── 不是任何人都能用激光手术治疗
```

前列腺增生激光手术	前列腺增生激光手术的优点	

目前临床应用于前列腺增生手术的激光有多种，包括钬激光、绿激光、铥激光等。每种激光都有各自的物理学特性，具体特点各不相同，同样适用的患者也不完全一致。一般地讲，激光手术治疗前列腺增生具有切割精准、出血少、恢复快、并发症少、安全性高的特点，近期疗效和经尿道手术［经尿道电切（TURP）］相似

铥激光是一种新型的手术激光，经尿道铥激光剥橘式前列腺切除术（TmLRP-TT）为新近发展起来的前列腺手术方法，与TURP相比，TmLRP-TT治疗前列腺增生切割精准、出血少、恢复快、并发症少、安全性高，近期疗效和TURP相似。铥激光前列腺剥橘式切除术（TmLRP-TT）的优点如下

①手术可以完整的切除增生的前列腺组织至外科包膜，切割精准

②止血效果好。TmLRP-TT的安全性源自铥激光良好的止血特性。虽然我们目前的研究没有估算术中出血的具体数值，但术中视野相当清晰，术中冲洗液澄清，整个手术过程出血极少。生理盐水（冲洗液）的应用，保障了手术安全性，无低钠血症发生，且术后多数患者无需膀胱冲洗

③铥激光切割过程中具有相当的汽化效应，切下的组织瓣小，容易经尿道取出

④不需要使用组织粉碎器，提高了手术效率，节省了手术时间和费用，避免了一些并发症的发生

⑤术后留有标本可供组织学检查

不是任何人都能用激光手术治疗		激光手术治疗前列腺增生具有手术操作简便，手术时间短，术中及术后出血少，并发症少，无经尿道电切术易出现的几种综合征等特点，手术适应证范围广，特别适合于合并有各种慢性疾病，安装有心脏起搏器而不适于开放手术和经尿道电切的患者，或尿路梗阻症状明显而前列腺体积轻度或中度增大的患者。但是虽然激光手术有其优点，但并不是适用于所有的前列腺增生患者。每种具体的手术方式只适合于某些患者，这是我们所反复强调的临床医学的科学规律。对丁前列腺增生体积较大的患者（例如超过 100ml），采取激光手术的效果有待进一步随访观察。术后效果不满意的原因可能为术前前列腺体积较大，激光手术时增生腺体组织被汽化的量和变性坏死的范围有限，手术不能充分切除增生的腺体，使患者术后近期症状缓解，一段时间后又出现排尿梗阻的症状。另外因为前列腺体积较大时必然导致手术时间较长，增加了感染机会，术后较易出现尿路感染等并发症。因此，对前列腺增生患者采取何种手术方式需要根据患者的具体情况而定
结语		对前列腺增生患者采取何种手术方式需要根据患者的具体情况而定

57. 进行前列腺手术对患者的身体条件有哪些要求

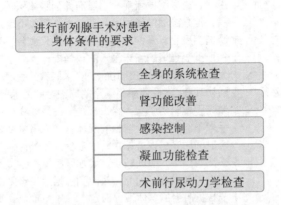

进行前列腺手术对患者身体条件的要求	全身的系统检查	全身的系统检查，特别注意心血管和肺部情况，可选择超声心动图、24 小时动态心电图、肺功能等项目进行检查。心肺功能不良者，须先行内科处理，待病情改善后方能进行手术；监测血糖、血压，如有不稳定，需行内科处理，血压最好能控制在 18.67/12kPa（140/90mmHg）以下，血糖控制在 6～11mmol/L 为好
	肾功能改善	术前有长期慢性尿潴留致肾功能不全者，需积极通畅引流膀胱尿液，待肾功能改善好转后，方可进行手术
	感染控制	术前有尿路感染者，需先选用药物控制炎症，待感染控制后可进行手术治疗，以尽可能减少术后并发症
	凝血功能检查	准备手术的患者，凝血功能检查需无异常
	术前行尿动力学检查	怀疑存在神经源性膀胱尿道功能障碍的患者，术前行尿动力学检查，以了解是否有不稳定性膀胱、逼尿肌收缩无力等情况存在，因在有这些情况存在时，进行前列腺手术后，效果可能欠满意
结语		对准备行经尿道手术治疗的患者，特别是对一些前列腺体积轻、中度增大的患者，对身体条件的要求可以适当放宽一些，但认真全面的术前检查和准备必不可少

58. 为什么前列腺手术后要用导尿管

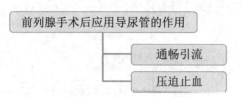

前列腺手术后应用导尿管的作用	通畅引流	通畅引流，用于膀胱持续冲洗。无论是前列腺开放手术还是经尿道手术，术后都会留有手术创面，而膀胱内来自肾脏的持续积聚的尿液，如果不能及时通畅引流，一方面会因手术创面的炎性水肿，继发尿潴留；另一方面也会使创面被尿液浸渍，增加术后发生并发症的机会
	压迫止血	前列腺术后手术创面会有持续一段时间的渗血，为此必须将前列腺腺窝与膀胱之间予以阻隔，以防止腺窝内的血液进入膀胱形成血凝块而影响尿液的引流，优质的三腔气囊导尿管即可达预期目的，可以牵拉固定在一侧大腿，与气囊协力作用，起到压迫止血的目的
结语		前列腺手术后应用导尿管主要有以上 2 个作用

59. 为什么前列腺术后需要持续膀胱冲洗，还有哪些注意事项

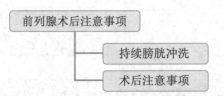

前列腺术后注意事项	持续膀胱冲洗	术后持续冲洗的目的是防止手术创面渗血形成血凝块，堵塞引流的导尿管，并可同时清除和引流膀胱内的血液、尿液，通畅引流，减轻疼痛和刺激，有利于膀胱功能和手术创面的恢复。冲洗的速度和时间视患者的具体情况而定，一般手术当日冲洗速度不应太慢，术后 1～2 天，冲洗液颜色逐渐变淡，即可停止冲洗
	术后注意事项	手术一般采取连续硬膜外麻醉，故手术以后要去枕平卧至少 6 小时，然后可适当调整体位。待停止膀胱冲洗后可以适当下床活动，但应有专人陪护，如果活动后发现导尿管内液体颜色变红加深，应及时卧床休息。一般手术次日，开始饮食后，就要多饮水，每日至少 2500ml 以上，进食清淡易消化的食物，避免吸烟饮酒及辛辣刺激饮食，保持大便通畅，排便时避免过分用力，可口服一些缓泻剂，如大黄苏打片、麻仁丸等。术后尽量避免长时间久坐、骑自行车、骑马等致会阴部压迫充血的行为。前列腺术后还有部分患者会发生膀胱痉挛，表现为下腹部阵发性的胀痛不适伴明显的排尿感觉，严重者会导致前列腺手术创面的继发出血、导尿管的气囊破裂等，术前检查有严重不稳定性膀胱及低顺应性膀胱者，术后更易发生且症状常常较重。患者发生这种情况后及时汇报医生，医生会积极处理，获得良好控制，一般不必有过多顾虑。还需注意附睾炎的发生，附睾炎常在术后 1～4 周内发生，故出院后如果出现阴囊肿大、疼痛、发烧等症状应及时去医院就诊
结语		前列腺术后需要密切监测和观察，以便及时处理一些术后并发症

60. 前列腺增生手术会影响夫妻性生活吗

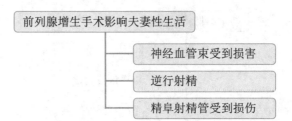

前列腺增生手术影响夫妻性生活	神经血管束受到损害	有学者对人类阴茎勃起的神经解剖进行了详细的研究，发现海绵体神经在前列腺尖部距前列腺两侧仅几毫米。开放手术时的直接损伤和经尿道前列腺切除术时的电烧灼、透热、体液外渗均可使这些神经血管束受到损害，进而影响勃起功能
	逆行射精	其次，前列腺术后，射精时由于尿道内括约肌及膀胱颈关闭不严，致精液进入膀胱，不能正常射出体外，这就是逆行射精
	精阜射精管受到损伤	有些术中精阜射精管受到损伤，会导致不射精
结语		总体而言，上述手术并发症发生率较低。有些患者术后出现性功能障碍，可能与自身的精神心理因素有关，故患者需与医积极配合，以消除思想上的顾虑。出现性生活的功能异常时，可以积极向医生反映具体情况以获得医疗上的帮助

61. 为什么前列腺做了手术还会有血尿

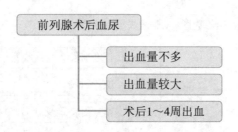

前列腺术后血尿	出血量不多	无论是开放手术还是经尿道手术，术后1～3天有血尿是前列腺增生术后正常的现象，如果血尿不严重，不必过分紧张和害怕。前列腺增生手术，无论是开放手术还是经尿道手术，增生的组织切除后形成的蛋壳样手术创面是将来尿道重塑的支架和通道，都不能缝扎止血，只能依靠有效的三腔气囊导尿管牵拉压迫止血，而且前列腺组织内富含纤维素酶和其他一些物质，有拮抗凝血作用，故较易发生出血。一般这种手术创面的渗血通过导尿管上气囊的压迫、止血药物的应用，都会在术后1天左右得到明显的控制，术后总的出血量并不多
	出血量较大	少数情况下，前列腺术后当天的出血会比较严重，常见的原因如下 　　①导尿管气囊位置不佳，对创面出血未起到良好的压迫止血作用 　　②术后膀胱痉挛引起手术创面出血，如果出血未及时冲洗出膀胱而形成血凝块，致引流不畅，会进一步加重膀胱痉挛和手术创面出血，形成恶性循环 　　③术后膀胱持续冲洗不当，如速度过慢或冬季冲洗液温度过低，不能有效防止血凝块形成 　　④患者自身有凝血功能障碍，未获及时纠正

前列腺术 后血尿	术后1～4 周出血	在术后1～4周，前列腺手术创面处于恢复期和尿道黏膜生长重塑尿道的过程中，创面还有可能发生继发性出血。出血的原因可能是术后手术创面形成的焦痂脱落，创面又发生渗血而出现血尿；术后不适当的剧烈活动或骑自行车、骑马等致会阴部受压充血；大便秘结，排便用力过度和大便硬块挤压前列腺造成出血；前列腺腺窝感染等。所以在术后1个月内，除适量多饮水保持足够的尿量外，还应注意尽量避免发生上述可能导致出血的原因和活动。前列腺出血后血液一般先流入膀胱中，如饮水量不足、尿量少、膀胱内的少量血液可形成血凝块，堵塞尿道，最终导致前列腺窝及膀胱不能很好收缩，会引起严重出血。前列腺术后1～4周内如果发生肉眼严重血尿，需及时到医院处理
结语		前列腺术后的血尿是前列腺手术后最常见的现象，如果血尿不严重，不必过分紧张和害怕

62. 为什么做了前列腺手术还有排尿不舒服

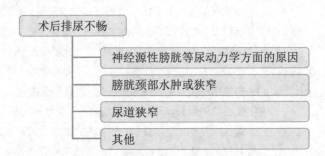

术后排尿不畅	神经源性膀胱等尿动力学方面的原因	术前由于前列腺增生致长期下尿路梗阻，使膀胱逼尿肌功能发生障碍，或伴有神经源性膀胱等尿动力学方面的原因，术后虽然梗阻解除了，但排尿仍有不畅
	膀胱颈部水肿或狭窄	术后留置导尿管和气囊压迫都会引起膀胱颈部水肿，开放手术对膀胱颈部的过度缝缝、膀胱颈部创面瘢痕形成等可能致狭窄
	尿道狭窄	经尿道的泌尿外科手术操作，因为手术器械对尿道黏膜的摩擦、损伤及留置导尿管可能引发的尿道感染都有可能引起术后尿道狭窄，如果确诊后，可行定期尿道扩张术，严重的尿道狭窄可行尿道内切开手术治疗
	其他	有部分患者在拔除导尿管后可能会出现暂时性尿失禁，与手术创面刺激、尿道括约肌和膀胱功能未完全恢复有关，轻度尿失禁者可通过加强盆底肌肉群力量的提肛训练，大多在 2 周至 3 个月内能够恢复。重度尿失禁、长期不恢复者需要采取抗尿失禁的手术疗法 还有部分患者在手术后仍然有尿频、尿急的现象。术后 1 个月内，尿频、尿急的原因常与手术创面未完全恢复、尿液刺激手术创面、尿路感染等因素有关，经对症处理后多数在术后 2～3 个月内症状明显减轻或消失。如果尿频、尿急的症状持续存在，需要检查明确有无尿路感染、膀胱逼尿肌不稳定、尿道狭窄等原因
结语		术后有多种原因致排尿仍有不适

63. 前列腺增生手术后将来就不会再有前列腺增生了吗，是否还需要定期复查

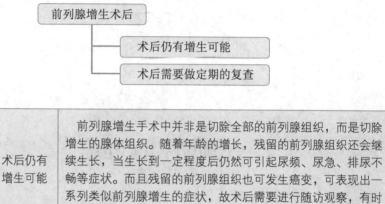

前列腺增生术后	术后仍有增生可能	前列腺增生手术中并非是切除全部的前列腺组织，而是切除增生的腺体组织。随着年龄的增长，残留的前列腺组织还会继续生长，当生长到一定程度后仍然可引起尿频、尿急、排尿不畅等症状。而且残留的前列腺组织也可发生癌变，可表现出一系列类似前列腺增生的症状，故术后需要进行随访观察，有时需要辅助以药物治疗，需要进行再次手术的可能性也是存在的
	术后需要做定期的复查	前列腺增生虽然已经过手术治疗，但仍有可能再次出现前列腺增生的一些临床症状表现。所以术后需要做定期的复查，一般可分别在术后 1 个月、3 个月、6 个月、1 年门诊复查，然后每年至少复查 1～2 次。复查内容包括 IPSS 评分、尿流率检查、B 超检查测定残余尿、尿常规、肛诊等，还需定期（一般建议一年 1 次）复查血清 PSA，争取做到如果发生前列腺癌能早期发现
结语		前列腺增生术后需要进行随访观察，定期复查，有时需要辅助以药物治疗，需要进行再次手术的可能性也是存在的

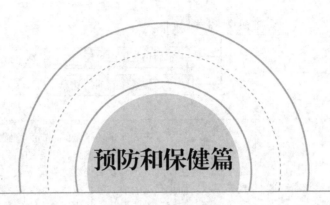

预防和保健篇

64. 预防前列腺增生如何自我保健

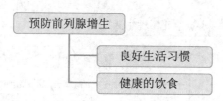

预防前列腺增生	良好生活习惯	①尽可能少骑自行车,因自行车座可压迫前列腺部位,加重病情 ②切忌长时间憋尿以免损害逼尿肌功能加重病情 ③保持心情舒畅,避免忧思恼怒,切忌过度劳累 ④适度进行体育活动,有助于增强机体抵抗力并可改善前列腺局部的血液循环 ⑤及时治疗泌尿生殖系统感染,积极预防尿潴留的发生 ⑥对于性生活,既不纵欲,亦不禁欲,可据年龄和健康状况而定
	健康的饮食	①禁饮烈酒,少食辛辣肥甘之品,少饮咖啡,少食柑橘、橘汁等酸性强的食品,并少食白糖及精制面粉 ②多食新鲜水果、蔬菜、粗粮及大豆制品,多食蜂蜜以保持大便通畅,适量食用牛肉、鸡蛋 ③服食种子类食物,可选用南瓜子、葵花子等,每日食用,数量不拘 ④绿豆不拘多寡,煮烂成粥,放凉后任意食用,对膀胱有热、排尿涩痛者尤为适用 ⑤不能因尿频而减少饮水量,多饮水可稀释尿液,防止引起泌尿系感染及形成膀胱结石。饮水应以凉开水为佳,少饮浓茶
结语		前列腺增生是老年男性的一种生理性改变,现在还不能做到在不影响正常生理活动的情况下避免前列腺增生的发生。但只要注意以上几点,可以很大程度上延缓临床症状的发生,减轻排尿不适的程度

65. 患了前列腺增生会影响正常性生活吗

前列腺增生会影响正常性生活

> 前列腺增生会影响正常性生活
>
> 频繁的性生活对缓解前列腺增生不利
>
> 前列腺增生患者应正确对待性生活

前列腺增生会影响正常性生活	前列腺增生会影响正常性生活	
		前列腺增生是前列腺组织增生变大导致的病症，既不损伤阴茎的解剖结构，也不影响指挥阴茎勃起的神经、血管和内分泌功能，因此一般不会明显影响夫妻正常性生活。但临床也观察到，某些前列腺增生的患者，会出现一些性生活上的变化
		有些前列腺增生患者可引起暂时性的性欲亢进，55 岁以后男性几乎都有程度不同的前列腺增生，在前列腺增生开始阶段，可出现与年龄不相符的性欲增强，或者一贯性欲正常，却突然变得强烈起来。这是由于前列腺组织增生，使前列腺功能紊乱，反馈性引起睾丸功能一时性增强所致。频繁的性生活则会加重前列腺增生，因为频繁的性生活本身会使前列腺长时间处于充血状态，引起和加重前列腺的增生。因此，对于那些出现性欲亢进的男子要查一下是否是前列腺增生的早期症状
		绝对禁欲也不利于前列腺病症康复。一个性发育正常的男性，性能量也在不断地积聚，不可避免经常有性冲动发生。尽管由于种种原因没过性生活，也未能排出精液，但生殖系统仍会有相关腺体，包括前列腺的分泌增多、血管扩张充血等生理变化。如果在这样的性冲动之下，前列腺产生的内分泌增多和局部充血得不到宣泄，久之照样可能促进前列腺淤血、增生

前列腺增生会影响正常性生活	频繁的性生活对缓解前列腺增生不利	通常由于性生活会加重前列腺的充血，故频繁的性生活确实有可能对前列腺增生不利；射精时膀胱颈部组织收缩，防止精液反流，或许也有加重排尿困难的可能性，因此，从这个角度考虑，恣意纵欲肯定有害。但是，因前列腺增生而不敢过性生活显然也不可取，这不仅因为性生活是老年人身体健康的重要标志，而且完全禁欲使老年男性的性能量积聚不能适当排泄，会因外生殖器性敏感增加，更容易因勃起加重前列腺的反复充血，反而对疾病不利。有节制的、规律的、因人而异的、与自己身体情况相适应的性生活，会释放出经过一段时间积聚的性能量，缓解性紧张，令人心情舒畅，增加晚年生活的幸福感和充实感
	前列腺增生患者应正确对待性生活	通常身体健康的老年男性也应正确对待性生活，贯彻"维持、均衡、节制"的原则，不要过早中断、不要"早涝不均"，忽多忽少，纵欲和禁欲是两个极端，对老年人的身体都有害，同样对前列腺维持正常的功能亦无益 老年性前列腺增生患者过性生活，要根据年龄、增生程度、具体身心状态等因素，注意以下几点 ①年龄在 60 岁左右，前列腺增生不严重、无排尿不畅等症状，身体条件和性功能又好，可以有规律的过性生活 ②若年龄偏大，前列腺增生严重，有排尿困难或性生活后发生尿潴留，或有尿潴留病史的患者在未治愈前应小心谨慎，最好不过性生活 ③老年人在应用雌激素药物治疗前列腺增生期间，最好不要过性生活，以免诱发阳痿，加重心理负担，进而影响性功能
结语		前列腺增生是前列腺组织增生变大导致的病症，既不损伤阴茎的解剖结构，也不影响指挥阴茎勃起的神经、血管和内分泌功能，因此一般不会明显影响夫妻正常性生活。但临床也观察到，某些前列腺增生的患者，会出现一些性生活上的变化

66. 可致前列腺增生症状加重的药物有哪些

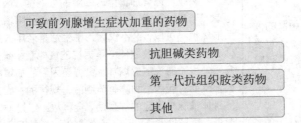

可致前列腺增生症状加重的药物	抗胆碱类药物	如阿托品、颠茄制剂、氢溴酸山莨菪碱、氢溴酸东莨菪碱等，使用这类药物后，因其对内脏平滑肌的松弛作用，使膀胱逼尿肌张力下降，从而加重了排尿困难，甚至于发生尿潴留
	第一代抗组织胺类药物	如苯海拉明、异丙嗪、氯苯拉敏等。以氨苯那敏为例，患有前列腺增生的人如治疗感冒时用了氯苯那敏，则会加剧前列腺增生症的症状。由于氯苯那敏常与其他药物配伍制成复方抗感冒药，如感冒通、速效伤风胶囊、感冒灵。因此，前列腺增生患者应尽量避免使用上述药物
	其他	①雄激素类药物：如甲睾酮、苯丙酸诺龙、美雄酮、苯乙酸睾酮、癸酸诺龙等。这类药物都会使前列腺增生速度加快，加重患者的排尿困难、尿潴留等症状 ②抗精神病类药物：如氯丙嗪、奋乃静等，均可引起患者排尿困难 ③抗抑郁症类药物：如丙咪嗪、多塞平、阿米替林、氯米帕明等，会导致患者发生尿闭症 ④治疗心血管病的某些药物：如普萘洛尔、硝苯地平、维拉帕米等，皆可导致尿潴留 ⑤平喘类药物：如氨茶碱、麻黄碱、奥西那林等，可导致患者排尿困难 ⑥强效利尿药物类：如呋塞米、依他尼酸等，可以引起患者体内电解质代谢紊乱，进而导致尿潴留 ⑦其他类口服药物：如安定类、羟嗪、美卡拉明、肾上腺素、曲克芦丁及中药华山参等，会诱发患者的尿闭症 ⑧外用药物类：如麻黄素滴鼻剂、阿托品滴眼液、去氧肾上腺素滴鼻液等外用药物，同样不能忽视它们对前列腺增生的不利影响
	结语	前列腺增生多发生于40岁以上的男性，其发病率随着年龄的增大而增高。对于老年人来讲，往往同时伴有多种慢性病，每天需要吃多种药物进行维持。那么，可影响膀胱逼尿肌与膀胱括约肌功能、妨碍排尿过程、加重排尿困难、使病情恶化的药物都应禁用，这些药物主要包括如上几类药物

前列腺炎

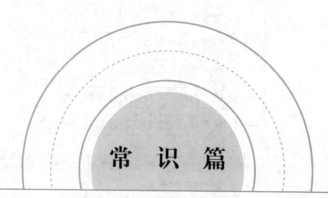

常 识 篇

67. 前列腺炎分为哪些种类

前列腺炎分类
根据临床表现
根据致病病原体
根据前列腺的病理变化
以"四杯法"检查为基础的分类
根据对前列腺炎的基础和临床研究情况

前列腺炎分类	根据临床表现	根据患者的发病过程和临床表现，可将前列腺炎分为急性前列腺炎与慢性前列腺炎
	根据致病病原体	根据致病病原体不同，可分为细菌性前列腺炎、非细菌性前列腺炎、淋菌性前列腺炎、真菌性前列腺炎和滴虫性前列腺炎等
	根据前列腺的病理变化	根据前列腺的病理变化，可分为特异性前列腺炎与非特异性前列腺炎
	以"四杯法"检查为基础的分类	以"四杯法"检查为基础的分类：以往的 20 多年来，临床上大多采用通过比较初始尿液、中段尿液、前列腺按摩液、前列腺按摩后尿液标本中白细胞数量和细菌培养结果的"四杯法"为基础的传统分类方法，将前列腺炎划分为急性细菌性前列腺炎（ABP）、慢性细菌性前列腺炎（CBP）、慢性非细菌性前列腺炎（CNP）和前列腺痛（PD）4 个类型
	根据对前列腺炎的基础和临床研究情况	目前根据对前列腺炎的基础和临床研究情况，1995 年美国国立卫生研究院（NIH）提出新的分类方法，将前列腺炎分为以下 4 型 Ⅰ型：相当于传统分类方法中的急性细菌性前列腺炎 Ⅱ型：相当于传统分类方法中的慢性细菌性前列腺炎 Ⅲ型：慢性前列腺炎/慢性骨盆疼痛综合征。相当于传统分类方法中的慢性非细菌性前列腺炎和前列腺痛。该型又分为ⅢA（炎症性慢性骨盆疼痛综合征）和ⅢB（非炎症性慢性骨盆疼痛综合征）2 种亚型 Ⅳ型：无症状性前列腺炎
	结语	前列腺炎是指前列腺受到病原体感染和（或）某些非感染因素刺激而出现的骨盆区域疼痛或不适、排尿异常等临床表现。前列腺炎是成年男性的常见疾病，但 50 岁以下成年男性患病率较高

68. 为什么青壮年易发前列腺炎，前列腺液是怎么取出来的

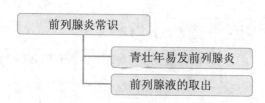

前列腺炎常识	青壮年易发前列腺炎	前列腺是男性的主要附属性腺。在青壮年时期，前列腺易发生的疾病主要为急、慢性前列腺炎。究其原因，不外是青壮年时期是男性性功能旺盛期，性活动频繁，在性兴奋的刺激下易导致前列腺的反复充血，诱发炎症。其次，青壮年时期也是前列腺分泌最旺盛的时期，为细菌的生长提供了良好的条件。如果不注意个人卫生，机体抵抗力低下或其他部位发生感染，病原体就可进入前列腺，形成急、慢性炎症
	前列腺液的取出	前列腺液是医生通过前列腺按摩取出来的。方法是：检查前患者应排空膀胱。患者可侧卧、弯腰或取头低臀高位跪于检查床上的体位。检查者做直肠指检，自前列腺两侧向中间沟，自外上向内下方向按摩二三次，再按摩中间沟 1 次，将前列腺液挤入尿道，并由尿道口滴出，直接收集前列腺液送检。急性前列腺炎时禁忌按摩
结语		前列腺炎是成年男性的常见疾病，但 50 岁以下成年男性患病率较高

69. 慢性前列腺炎会引起前列腺增生吗，会引起前列腺癌吗

```
┌─────────────────────┐
│ 慢性前列腺炎常识      │
└─────────────────────┘
      ├──────────────────────────────────┐
      │  慢性前列腺炎不会引起前列腺增生      │
      │──────────────────────────────────│
      │  慢性前列腺炎不会引起前列腺癌        │
      └──────────────────────────────────┘
```

慢性前列腺炎常识	慢性前列腺炎不会引起前列腺增生	前列腺增生是男性老年人的常见疾病，其发病机制研究颇多，但病因至今仍未能阐明。目前公认老龄和有功能的睾丸是前列腺增生发病的两个重要因素，二者缺一不可。睾丸存在说明有正常的男性激素的分泌，研究表明雄激素和雌激素的协同作用在前列腺增生过程中起重要作用，而慢性前列腺炎不会影响睾丸的分泌功能及激素的代谢过程，因此本病不会引起前列腺增生
		确有一些慢性前列腺炎的患者又发生前列腺肥大，这主要是因为慢性前列腺炎和前列腺增生都为男科常见病。至今仍无任何研究表明慢性前列腺炎患者比正常人更易患前列腺增生
	慢性前列腺炎不会引起前列腺癌	前列腺癌的病因尚不清楚，可能与种族、遗传、食物、环境、性激素等有关。流行病学研究认为发生前列腺癌的先决条件是男性、年龄增加和雄激素刺激三要素。但流行病学的研究又很难重复证明慢性前列腺炎与前列腺癌的发生有必然联系。根据临床上慢性前列腺炎具有青壮年发病率高，不影响睾丸分泌雄激素的功能及激素代谢的特点，我们可以得出结论，即慢性前列腺炎不会导致前列腺癌，目前没有充分证据表明慢性前列腺炎会直接引起前列腺癌
结语		这是一个常被患者误解的问题，其实从现代研究看，二者并不存在必然关系

70. 慢性前列腺炎影响性功能吗，慢性前列腺炎要不要禁欲

慢性前列腺炎常识
├─ 慢性前列腺炎对性功能有　定影响
└─ 慢性前列腺炎需要适当性生活

慢性前列腺炎常识	慢性前列腺炎对性功能有一定影响	从理论上来说，由于前列腺炎症的刺激，局部充血、水肿等，会干扰性活动，事实上不少患者也正是如此。但是，也确有许多患慢性前列腺炎多年的病人性功能丝毫未受影响。因此，慢性前列腺炎患者不应在精神心理上有任何压力 慢性前列腺炎患者由于平时有尿急、尿频、尿道灼痛、睾丸痛、小腹及会阴部不适等症状，会影响患者的性兴趣；在性兴奋前列腺充血时可引起局部疼痛，最剧烈的疼痛常与性欲高潮同时发生或者射精后即刻发生，前列腺痉挛性、疼痛性收缩会导致直肠、睾丸和阴茎头处的疼痛，还易发生早泄 慢性前列腺炎患者一般并不出现阳痿。阴茎的勃起有赖于正常的解剖结构、神经传导和反射、动脉的正常灌注；海绵体血窦的开放和充血，静脉回流的相对减少，以及内分泌—男性激素的调节作用。显然，慢性前列腺炎不会引起生殖器官解剖结构、神经、血管和内分泌的病变，因此，也不致导致阳痿。但是，由于慢性前列腺炎患者病情迁延，性医学知识匮乏，加之对男子汉形象的自我否定，容易忧心忡忡，产生焦虑的情绪；有些人对射精痛"想"而生畏，害怕炎症精液危害女方，或者接受必须禁欲的错误指导，使得性生活次数减少，性欲下降；久而久之，可能发生继发性阳痿。应该指出的是，因患慢性前列腺炎而长期中止性生活是不可取的。患有慢性前列腺炎的患者，对疾病应采取积极求治的态度，尽管该病缺乏特效疗法，但只要采取综合措施，持之以恒，大多能够得到缓解和治愈。至于害怕传染给女方的顾虑，可以通过戴避孕套解决；患前列腺炎需禁欲的观点不妥，因为前列腺长期淤积不利于炎症消退，而应每周有一次排精，也有益于消除性紧张，减少前列腺充血

	慢性前列腺炎对性功能有一定影响	总而言之，慢性前列腺炎可以对性功能产生一定的不利影响，但临床上确实发现有许多慢性前列腺炎相当严重者，性功能却丝毫未受影响，而且，慢性前列腺炎也是可以治愈的。因此，患有慢性前列腺炎的人，应解除不必要的思想顾虑，学习有关的性医学知识，必要时接受心理治疗是非常有益的，有时甚至有决定性意义
慢性前列腺炎常识	慢性前列腺炎需要适当性生活	前列腺发生炎症时，前列腺液中有很多的细菌和炎症细胞，如不进行性生活，前列腺液积聚在腺泡内无法排出，细菌不断繁殖，虽然使用有效的抗生素也不会取得满意的效果。而在过性生活时，通过射精动作使前列腺平滑肌收缩，腺液排入尿道，比前列腺按摩起到更好的引流作用。因此，慢性前列腺炎患者应根据自己的年龄和身体情况保持适度的性生活，既不能过于频繁，更不应禁欲，一般保持 7～10 天一次为宜，未婚的男青年也应该在 10 天左右排精一次，使前列腺保持正常的新陈代谢，加速炎症的消退 但是，过度的性生活可造成前列腺的主动或被动充血，前列腺组织过于频繁的功能性收缩，可造成腺组织的损伤并引发炎症。另外由于前列腺液大量排出，使前列腺液中微量元素锌的含量减少，锌一般被认为是前列腺液中抗菌作用的主要成分，锌含量的减少，可使前列腺局部防御能力下降，从而易导致慢性前列腺炎的发生
结语		慢性前列腺炎是否会影响性功能的问题不能一概而论

71. 慢性前列腺炎会传染吗

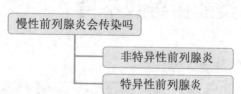

慢性前列腺炎会传染吗	非特异性前列腺炎	临床上绝大多数慢性前列腺炎是查不出致病菌的，也就是属于慢性非细菌性前列腺炎，对于这种类型的慢性炎症，是不会传染给女方的，即使是查出有细菌感染，也就是属于非特异性细菌性前列腺炎，由于女方阴道内有较强的抵抗外来细菌感染的能力，因而不必顾虑妻子被传染
	特异性前列腺炎	临床上有比例很少的慢性前列腺炎是由于滴虫或霉菌引起，或者是由于淋球菌或支原体、衣原体感染所致，也就是临床上所称的特异性前列腺炎。对于这些感染因素，在发病的早期是有一定传染性的，因而在性生活时有可能将感染菌传染给女方，造成特异性的阴道炎症。目前由于这些因素导致的前列腺炎的患病率在不断增加。因此，对于由这些因素所致的慢性前列腺炎，在治疗早期应避免性生活，若怀疑女方已被传染上或女方是传染源时，应夫妻同时服药治疗。再有对于这些致病因素导致的慢性前列腺炎，由于病因明确，并进行有针对性的药物治疗，效果都很理想，病原菌多可杀灭，此时做相关的感染菌培养，多转为阴性。这个时候即使进行性生活，由于病原菌已消失，也不会再被传染
结语		首先要明确所患的慢性前列腺炎是属于哪一种类型

72. 为什么吸烟、饮酒会诱发前列腺炎，慢性前列腺炎能否导致不育

```
前列腺炎常识
    ├── 吸烟、饮酒会诱发前列腺炎的原因
    └── 慢性前列腺炎能否导致不育
```

| 前列腺炎常识 | 吸烟、饮酒会诱发前列腺炎的原因 | 酒进入人体内能加快血液循环，扩张血管，尤以扩张内脏血管最为显著，前列腺当然也不例外。患前列腺炎，特别是急性前列腺炎时，应绝对禁酒，以免使炎症扩散，引起其他的连锁反应。对原有慢性前列腺炎患者来说，大量饮酒是非常有害的，因大量饮酒能损害人体的防御功能，使细菌、病毒及其他微生物容易入侵，促使感染和旧病复发的机会大大增加，因此慢性前列腺疾病患者应慎饮酒

烟草是茄科植物，也是含生物碱最多的植物之一。吸烟所产生的烟雾中有大量有害成分，主要有尼古丁、焦油、亚硝胺类、一氧化碳等，不但可以直接毒害前列腺组织，还会使机体自身识别、消灭和清除抗原异物的生理功能降低。长期吸烟的人，机体的免疫力降低，容易受到有害微生物的侵害，前列腺可能是其中的受害器官之一。另外，由于慢性前列腺炎病程长，容易复发，治疗起来比较困难，对不吸烟者来说，在正常情况下某些细菌不会引起旧病复发，而对吸烟者来说，由于自身的免疫力已受到了破坏，就比较容易引起慢性炎症的急性发作和反复发作 |
| | 慢性前列腺炎能否导致不育 | 慢性前列腺炎对生育的影响，目前尚无明确的认识，有些患者前列腺炎症状很重，但仍然可以生育。而从理论上讲，当前列腺发生炎症时，前列腺液分泌量减少，从而使精液量减少，干扰了精子的生存和活动，同时使前列腺液中酶的活性下降，精液黏度增加，液化时间延长。另外，炎症存在也可使精液的pH降低，并使机体产生抗精子抗体，使精子死亡。前列腺液中因炎症存在而含有大量的细菌和细菌毒素，可消耗精浆的营养成分，从而影响精子的存活，患慢性前列腺炎确实可能对生育 |

前列腺炎常识	慢性前列腺炎能否导致不育	产生影响。但从临床病例看，大多数的慢性前列腺炎患者的生育能力是正常的，少数患者虽然同时合并不育，但应认识到，引起不育的原因很多，如过分强调慢性前列腺炎，往往会忽略其他原因，从而延误治疗时机，也可能不必要地加重了患者对本病的恐惧感。如果夫妻双方经系统检查未发现其他引起不育的原因，也不必过分紧张，因慢性前列腺炎是可以治愈的
结语		吸烟、饮酒会诱发前列腺炎，慢性前列腺炎是否会影响生育，目前尚无明确的认识

73. 前列腺液和精液一样吗，手淫会引起前列腺炎吗

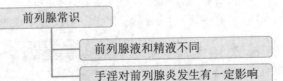

前列腺常识		
前列腺常识	前列腺液和精液不同	前列腺液和精液不同，但二者关系密切。前列腺液是精液的组成部分，主要由前列腺分泌，而精液则包含了多种腺体的分泌物 精液是精子和精浆的混合物。精子是在睾丸曲细精管中产生的活细胞，数目很多。精浆则是由睾丸液、附睾液、输精管壶腹液、附属性腺分泌液和尿道腺液等共同组成，其中包括前列腺液。前列腺液约占精浆的 20%～30%，但最多的是精囊腺分泌液，约占精浆的 60%～70%，其余成分仅占 10%。精浆是输送精子必需的介质，同时还含有维持精子生命必需的物质，并能激发精子的活动力 精液中含有多种物质，如高浓度的有机物质、无机离子和各种酶。其中，许多与精液凝固或液化有关的酶，都来自前列腺液，如氨基肽酶、纤维蛋白溶酶、精氨酸酯水解酶等。另外，柠檬酸全部由前列腺分泌而来，它的作用是维持精液渗透压和精子透明质酸酶的活性，故前列腺疾病会影响精液质量和精子活力
	手淫对前列腺炎发生有一定影响	在男性性发育过程和性成熟后，手淫是一种非常常见的现象。长期和过于频繁的手淫，会刺激生殖器官经常处于充血状态，引起阴部或膀胱区的不适，而且在充血状态中，有利于细菌的入侵而引起前列腺炎。但偶尔手淫，则有利于前列腺液的排空，不产生危害，也不会引起前列腺炎。所以手淫对前列腺健康是否存在负面影响，关键是一个适度的问题
结语		前列腺液和精液不同，但二者关系密切。前列腺液是精液的组成部分，主要由前列腺分泌，而精液则包含了多种腺体的分泌物

74. 前列腺炎的发病情况如何，儿童也会患前列腺炎吗

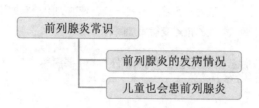

前列腺炎常识	前列腺炎的发病情况	根据数据统计，我国泌尿外科和男科门诊中，前列腺炎患者约占门诊患者总数的33%。意大利泌尿科门诊有接近19%的患者因反复出现前列腺炎临床症状而就诊。在美国2.7亿人口中，每年大约有200万前列腺炎患者，发病率在5%～8%
		那前列腺炎是不是世界上最可怕的疾病呢？如果前列腺炎是不治之症，对于人的生命有很大威胁，那么世界上至少应该有1/3男性会受到死亡的威胁，但是实际的情况并不是如此。从统计的数据可以知道，导致男性死亡的前5位因素分别是恶性肿瘤、心脏病、脑血管疾病、意外伤害和传染病。而排在前三位的恶性肿瘤分别是肺癌、肝癌、肠癌三大癌症。与前列腺炎没有关系
		前列腺也会出现癌症，而且随着我国经济水平的提高，疾病类型也悄悄发生改变，前列腺癌在我国的发病率也逐渐提高，但是并没有证据表明，前列腺癌与前列腺炎有任何关系
		前列腺炎属于青壮年病，发病的年龄集中在20～40岁；前列腺癌属于老年病，一般在50岁后才容易出现，年龄越大出现前列腺癌的机会越多
前列腺炎常识	儿童也会患前列腺炎	一般来讲，在青春期发育成熟之后，前列腺开始分泌前列腺液，并通过性生活或遗精的形式将其按期排泄，此时前列腺伴随疾病的机会分明增加
		在青少年中，过分频繁手淫可能是其发生慢性前列腺炎的原因之一。前列腺炎也可能继发于急性前列腺炎，或由不明原因所致，可能伴发尿路传染，特别是慢性肾盂肾炎，同时有膀胱刺激表现

前列腺炎常识	儿童也会患前列腺炎	此外，青少年的学习任务较重，需要长时间坐着学习，无形中加重了前列腺的负担。况且近年来青少年"网虫"慢慢地多了起来，"网虫"们投入了大量的时间和精力通过键盘来满足自己的精神需求，这在无形中也伤害了前列腺。久坐不动能够导致对前列腺的直接压迫，使前列腺长期处于充血状态，前列腺液的排泄变得更加障碍
结语		前列腺疾病一直是男科和泌尿外科的主要病种

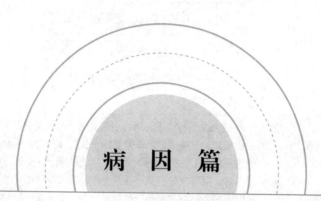

病 因 篇

75. 慢性前列腺炎的病因究竟是什么

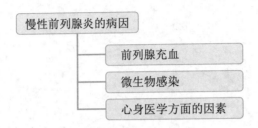

慢性前列腺炎的病因	前列腺充血	前列腺由于各种不同原因引起充血，特别是被动充血，是主要的致病因素。非感染性、非微生物性长时间充血，能形成非特异性炎症性反应。①性生活不正常：性生活过频、性交被迫中断或过多的手淫等，都可使前列腺不正常充血。但性生活过度节制，也会产生长时间的自动兴奋，而造成被动充血；②直接压迫会阴部：骑自行车、骑马、久坐等都可使前列腺充血，尤以骑自行车为著；③饮酒：饮酒能使生殖器官充血及引起性兴奋；④按摩过重：前列腺按摩时手法过重或过于频繁等均可使前列腺充血，这是医源性的前列腺充血；⑤感冒受凉：前列腺有丰富的α–肾上腺能受体，在受凉之后，能引起交感神经活动，导致尿道内压增加，妨碍排泄，前列腺管也因收缩而妨碍排泄，产生淤积性充血
	微生物感染	各种微生物，如细菌、原虫、霉菌、病毒、支原体、衣原体等都可成为感染病原，但以细菌为最常见。细菌的侵入途径包括：①血行感染：细菌性前列腺炎90%以上可找到感染灶；②淋巴感染：下尿路器官和结肠、直肠炎症可通过淋巴而感染前列腺；③直接蔓延：尿道内的细菌可直接导致前列腺感染
	心身医学方面的因素	慢性前列腺炎患者约有半数以上合并不同程度的精神症状，其中有1%～5%的患者出现自杀倾向，尤其是多方求医、久治不愈者，精神痛苦有时大大超过疾病本身的影响，并为此四处求医，往往难以达到有效治疗的目的，则又会加重病情和思想负担，两者互为因果，形成恶性循环。因此，医患之间的深入交流十分重要，并往往需要适当配合抗抑郁、抗焦虑治疗和心理调整，尤其是对于合并严重精神心理症状的患者
结语		关于慢性前列腺炎的原因还没有彻底研究清楚，看法很不一致。因此，慢性前列腺炎的病因不能用单一理论解释

76. 前列腺炎发病原因有哪些

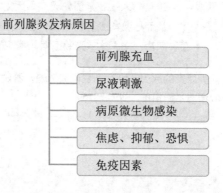

前列腺炎 发病原因	前列腺 充血	各种不同原因引起的充血特别是被动充血，是前列腺炎的重要致病因素。患者发病往往不是由于细菌感染或微生物入侵所造成，但却会形成炎症反应并诱发前列腺炎
	尿液刺激	医学上称尿液刺激为化学因素。据专家介绍，尿液中含有多种酸碱性化学物质，当病人局部神经内分泌失调，引起后尿道压力过高、前列腺管开口处损伤时，就会造成尿酸等刺激性化学物质反流进入前列腺内，诱发慢性前列腺炎
	病原微生物感染	各种微生物如细菌、原虫、真菌、病毒等都可成为致前列腺炎的感染源，其中又以细菌为最常见，如淋球菌、非淋球菌等。细菌的侵入途径主要有三种：①血行感染：临床上发现，细菌性前列腺炎90%以上是由于微生物感染所致；②淋巴感染：比如下尿路感染和结肠、直肠的炎症可通过淋巴管道而感染前列腺，产生炎症；③直接蔓延：男性排尿时，尿液要经过前列腺，尿中的细菌可直接进入前列腺，从而导致前列腺感染
	焦虑、抑郁、恐惧	50%的慢性非细菌性前列腺炎病人有焦虑、抑郁、恐惧、悲观等过度紧张的症状。而伴有疼痛及神经衰弱的前列腺病人常常过于夸大躯体的不适和疼痛，自觉症状往往大于实际病情，这种情况被称为"紧张型前列腺炎"。而心理因素又与年龄的大小有关，年轻患者精神负担明显重于年龄大的患者，这种情况往往直接影响到药物治疗的效果

前列腺炎发病原因	免疫因素	过敏研究表明，慢性前列腺炎与自身免疫因素有一定关系。有专家曾在一些关节炎病人的身上发现"抗前列腺抗体"的存在。这类病人往往是因先天或后天免疫缺陷而产生抗前列腺抗体，从而导致前列腺组织损伤。如果患者经过检查没有发现细菌、病毒、支原体感染的证据，可考虑免疫性因素的存在
结语		关于前列腺炎的原因还没有彻底研究清楚，看法很不一致。因此，慢性前列腺炎的病因不能用单一理论解释

77. 细菌性前列腺炎有哪几条感染途径

细菌性前列腺炎的感染途径

　　上行性尿道感染

　　血源性感染

　　排到后尿道的感染尿液反流到前列腺管

　　直肠细菌直接扩散或通过淋巴感染

细菌性前列腺炎的感染途径	上行性尿道感染	这是一条较为多见的感染途径。细菌经尿道口上行进入尿道，再经前列腺导管侵入前列腺体，引起急性或者慢性前列腺炎。导尿或者尿道器械检查可以将细菌带入尿道引起前列腺感染。前列腺炎的感染有时由性生活引起。无保护肛交亦可引起前列腺炎。值得注意的是，淋菌性尿道炎是引起前列腺炎的重要原因，随着近年淋病在我国的迅猛发展，已经成为慢性前列腺炎的一个重要病因。性欲亢进或者过度手淫可以引起前列腺反复充血，诱发前列腺炎。前列腺增生或存在结石可使前列腺部尿道变形、扭曲、充血和排尿不畅，并使前列腺部尿道黏膜对抗尿道内原来可以和平共处的非致病菌的免疫能力下降，因而易发生前列腺炎
	血源性感染	身体其他地方感染灶的致病菌可以经过血液循环到达前列腺引起前列腺炎。常见的有疖、痈、扁桃体、龋齿、呼吸道或者肠道感染灶的细菌入血后侵入前列腺
	排到后尿道的感染尿液反流到前列腺管	急性膀胱炎、急性尿潴留、急性淋菌性后尿道炎等可由感染尿液经前列腺管逆流引起
	直肠细菌直接扩散或通过淋巴感染	比较少见，可因前列腺邻近的炎症如直肠、结肠、膀胱、尿道等通过淋巴管道引起前列腺炎
结语		病原微生物感染各种微生物如细菌、原虫、真菌、病毒等都可成为致前列腺炎的感染源，其中又以细菌为最常见，如淋球菌、非淋球菌等

78. 为什么慢性前列腺炎难治疗

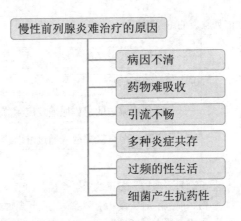

慢性前列腺炎难治疗的原因	病因不清	目前前列腺炎的病因、发病机制、病理生理改变尚不十分清楚
	药物难吸收	前列腺表面有一层脂质包膜，大多数抗菌药物难以透过包膜，进入腺体，达到有效的抑菌浓度
	引流不畅	前列腺位置较深，其分泌物要经前列腺管排入尿道，有些前列腺管与尿道呈直角或斜行进入尿道，分泌物不容易排出，尤其在发生感染时，易造成腺管堵塞，因引流不畅而使炎症不易消退
	多种炎症共存	慢性前列腺炎常与精囊炎、尿道炎、膀胱炎等同时存在，互为因果
	过频的性生活	慢性前列腺炎多发于中青年男性，这一年龄段正是性生活的频繁期，性冲动可引起前列腺的反复充血，过频的性生活也易引起细菌逆行重复感染
	细菌产生抗药性	慢性前列腺炎患者多使用过多种抗生素、理疗及前列腺注射药物等，但不系统地使用抗生素，可使细菌产生抗药性；盲目地前列腺注射及热疗可使腺组织硬化并形成瘢痕，不利于炎症引流。加之患者多有不同程度的精神紧张及焦虑，这些都为前列腺炎的治疗增加了困难
结语		慢性前列腺炎的治疗效果受多种因素影响，概括起来有以上几点

79. 前列腺炎有哪些病理变化

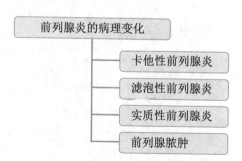

前列腺炎的病理变化	卡他性前列腺炎	感染由前列腺排泄管向腺腔蔓延，充血、水肿、渗出增加。腔内腺上皮伴轻度炎细胞浸润，腺管上皮增生和脱屑
	滤泡性前列腺炎	各个腺泡腺管有上皮脱落和脓细胞浸润，由于炎症发展而充血水肿加剧，管腔狭窄闭塞，可形成假性脓肿或小脓肿。整个腺体变软，肿胀具有弹性
	实质性前列腺炎	病变再发展，间质内嗜酸性细胞浸润，扩展到实质，形成小脓肿。上皮坏死脱落，腺腔因而不易分辨。间质炎蔓延到一叶或整个腺体
	前列腺脓肿	实质炎发展为局限脓肿，或身体他处炎症经血行感染及淋巴感染而引起前列腺脓肿。约 1/2 病例脓肿继续增大，最后向尿道、会阴或直肠穿破
结语		急性前列腺炎的病理变化主要是以多形核白细胞浸润、破坏前列腺腺体，或前列腺导管及其上皮和邻近的间质为其特点。是由细菌感染所致

80. 前列腺炎有哪些症状

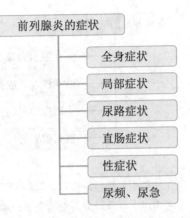

前列腺炎的症状		
	全身症状	患上了前列腺炎疾病，会带来全身的症状。主要如下：发热寒战、全身酸痛、乏力虚弱、厌食、恶心呕吐、大便干结、头痛等
	局部症状	前列腺炎疾病还会带来一些局部的症状如：会阴或耻骨上区有重压感，久坐、排便加重，且向腰部、下腹、背部、大腿根部放射
前列腺炎的症状	尿路症状	患上前列腺炎带来的尿路症状主要有以下几点：排尿时灼痛、尿急、尿频、尿后滴沥或见脓尿，严重时可出现排尿不畅、尿流变细，甚至引起尿潴留
	直肠症状	前列腺炎带来的直肠症状有，直肠胀满、便急或排便痛，大便时尿道流白
	性症状	性欲减退、性交痛、阳痿、血精等
	尿频、尿急	这是最常见的前列腺炎的症状。尿频，且逐渐加重，尤其是夜尿次数增多
结语		前列腺炎的症状主要有以上几种表现

81. 急性细菌性前列腺炎有哪些症状

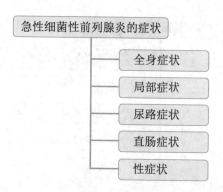

急性细菌性前列腺炎的症状
- 全身症状
- 局部症状
- 尿路症状
- 直肠症状
- 性症状

急性细菌性前列腺炎的症状	全身症状	高热、寒战、乏力、虚弱、反食、恶心、呕吐、全身不适伴关节痛和肌肉痛表现。突然发病时全身症状可掩盖局部症状
	局部症状	会阴或耻骨上区重压感、疼痛，久坐或排便时加重，且向腰部、下腹、后背部、大腿等处放射
	尿路症状	尿频、尿急、尿道灼痛、尿滴沥。排尿不畅，尿流变细或中断，严重时有尿潴留
	直肠症状	直肠胀满，便急和排便痛，大便时尿道流白
	性症状	性欲减退、性交痛、阳痿、血精
结语		急性细菌性前列腺炎的临床表现，根据不同的病理类型和不同的感染途径而有所不同。症状一般可分为 5 类。急性细菌性前列腺炎也可并发急性尿潴留、附睾炎、精囊炎和输精管炎、直肠或会阴瘘、急性肾盂肾炎等

82. 慢性细菌性前列腺炎有哪些症状

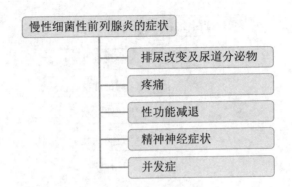

慢性细菌性前列腺炎的症状	排尿改变及尿道分泌物	尿频、尿急、尿痛、尿道不适或灼热。排尿后或大便后常有白色分泌物自尿道口流出，俗称尿道口"滴白"。合并精囊炎时可有血精
	疼痛	会阴部、下腹部隐痛不适，有时腰骶部、腹股沟区等酸胀感
	性功能减退	阳痿、早泄、遗精、射精痛
	精神神经症状	头晕、乏力、失眠、焦虑等
	并发症	关节炎、神经炎、不育等
结语	慢性细菌性前列腺炎的症状多种多样，患者的表现各不相同	

83. 慢性非细菌性前列腺炎有哪些症状

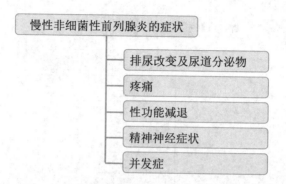

慢性非细菌性前列腺炎的症状	排尿改变及尿道分泌物	尿频、尿急、尿痛、尿道不适或灼热。排尿后或大便后常有白色分泌物自尿道口流出，俗称尿道口"滴白"。合并精囊炎时可有血精
	疼痛	会阴部、下腹部隐痛不适，有时腰骶部、腹股沟区等酸胀感
	性功能减退	阳痿、早泄、遗精、射精痛
	精神神经症状	头晕、乏力、失眠、焦虑等
	并发症	关节炎、神经炎、不育等
结语		慢性非细菌性前列腺炎的症状类似慢性细菌性前列腺炎，所不同的是并非由致病性细菌引发。单纯根据症状很难区分慢性非细菌性前列腺炎和慢性细菌性前列腺炎。常见的症状如上

84. 慢性前列腺炎有哪些并发症

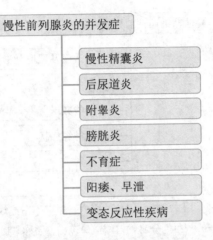

	慢性精囊炎	慢性精囊炎是慢性前列腺炎最常见的并发症。在慢性病程中,二者常同时存在,互相影响
	后尿道炎	慢性前列腺炎多合并后尿道炎,尤其是由泌尿系感染所致的前列腺炎
慢性前列腺炎的并发症	附睾炎	前列腺炎与精囊炎同时存在,炎症可侵及附睾而引起慢性附睾炎症
	膀胱炎	当前列腺的慢性炎症扩散到膀胱,可出现膀胱炎所导致的尿路刺激症状
	不育症	在不育症中,慢性前列腺炎是其中的原因之一
	阳痿、早泄	阳痿、早泄是慢性前列腺炎很少引起的并发症
	变态反应性疾病	慢性病灶长期潜伏于体内,成为致敏原,引起各种类型的变态反应性疾病,如关节炎、肌炎、虹膜炎、神经炎等
结语		慢性前列腺炎的并发症种类繁多,但多不严重,也并非每个患者都会出现

85. 什么是慢性前列腺炎症状评分

慢性前列腺炎症状评分
是否经历过以下事件
在下述部位有过疼痛或不适吗
疼痛或不适经常发生吗
下列哪一个数字最能描述疼痛或不适的"平均程度"
排尿结束后，是否经常有排尿不尽感
在排尿后2小时内，是否感到又要排尿
患病后是否影响日常工作
是否总是想到症状存在
在以后的日常生活中，如果这些症状总伴随着你，你的感觉怎么样

慢性前列腺炎症状评分	是否经历过以下事件	（经历过为1分，没有为0分，记下总分为本题得分） A. 排尿时有尿道烧灼感或疼痛 B. 在性高潮（射精）后或性交时有疼痛或不适
	在下述部位有过疼痛或不适吗	（有过为1分，没有为0分，记下总分为本题得分） A. 会阴部（肛门与外生殖器之间） B. 睾丸 C. 阴茎头部（与排尿无关） D. 膀胱或耻骨区域
	疼痛或不适经常发生吗	A. 从未（0分） B. 少数几次（1分） C. 有时（2分） D. 多数时候（3分） E. 几乎总是（4分） F. 总是（5分）

	下列哪一个数字最能描述疼痛或不适的"平均程度"	（"0"表示无疼痛，依次递增到最严重的"10"，表示可以想象到最严重的疼痛，所选的数字即本题的得分） 0 1 2 3 4 5 6 7 8 9 10
慢性前列腺炎症状评分	排尿结束后,是否经常有排尿不尽感	A. 根本没有（0分） B. 5次中不足1次（1分） C. 少于一半次数（2分） D. 大约一半次数（5分） E. 超过一半次数（4分） F. 几乎总是（5分）
	在排尿后2小时内,是否感到又要排尿	A. 根本没有（0分） B. 5次中不足1次（1分） C. 少于一半次数（2分） D. 大约一半次数（3分） E. 超过一半次数（4分） F. 几乎总是（5分）
	患病后是否影响日常工作	A. 没有（0分） B. 几乎没有（1分） C. 有时（2分） D. 许多时候（3分）
	是否总是想到症状存在	A. 从未（0分） B. 几乎未（1分） C. 有时（2分） D. 许多时候（3分）
	在以后的日常生活中,如果这些症状总伴随着你,你的感觉怎么样	A. 很快乐（0分） B. 快乐（1分） C. 大多数时候满意（2分） D. 满意和不满意都有（3分） E. 大多数时候不满意（4分） F. 不高兴（5分） G. 难受（6分）

结语	美国国家健康机构（NIH）制定的慢性前列腺炎临床症状的客观评分标准：慢性前列腺炎症状指数（CP–SI），本问卷分别对慢性前列腺炎引起的疼痛或不适，对排尿的影响，以及对生活质量的影响进行评估 　　自我评估：第 1～4 问题测评的是疼痛或不适症状，总分 0～21 分。其中，第 1～2 题为疼痛部位，总分 0～6 分；第 3 题为疼痛频率，总分 0～5 分；第 4 题为疼痛的严重程度，总分 0～10 分。第 5～6 问题是关于排尿症状的，总分 0～10 分。第 7～9 问题是病情对生活质量的影响，总分 0～12 分。CPSI：满分 45 分，CPSI 轻度：1～14 分；中度：15～30 分；重度：31～45 分 　　以上自我评估方法，并不是用于判断是否患有慢性前列腺炎，而是在被医生诊断为前列腺炎的情况下，判断病情严重程度或治疗效果。得分越高，表明病情越严重，总分下降表示病情有所好转或治疗有效

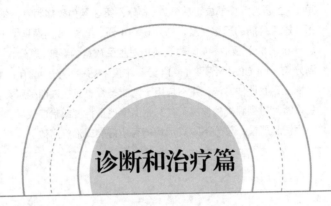

诊断和治疗篇

86. 怎样诊断急性细菌性前列腺炎

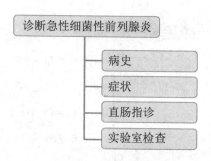

诊断急性细菌性前列腺炎	病史	发病前是否有过全身其他部位的感染病灶，如有无疖、痈等皮肤化脓性感染，扁桃体、龋齿或上呼吸道感染，急性尿道炎病史，以及有否尿道器械操作病史
	症状	发病突然，全身症状有高热、寒战、厌食、乏力等，局部症状有会阴部疼痛，尿频、尿急、尿痛等尿路症状及直肠刺激症状
	直肠指诊	前列腺肿胀、压痛、局部温度升高，表面光滑，形成脓肿则有饱满或波动感
	实验室检查	血常规检查，白细胞一般超过正常范围，明显核左移。尿液显微镜检可见大量白细胞及脓细胞，尿 pH>7。尿道分泌物检查及细菌培养可以发现致病菌，前列腺液涂片染色检查常可找到大量白细胞和细菌
结语		急性细菌性前列腺炎的诊断一般不困难，主要是根据病史、症状、直肠指诊及血常规、尿常规检查。诊断要点如上

87. 慢性前列腺炎常需与哪些前列腺疾病鉴别

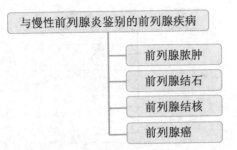

与慢性前列腺炎鉴别的前列腺疾病	前列腺脓肿	大多数为急性细菌性前列腺炎的并发症，多发生在 50～60 岁，半数病人有急性尿潴留、尿频、排尿困难、直肠不适、尿道流脓，有的伴有附睾炎。直肠指诊前列腺病侧增大，触之软，有波动感。B 超可协助诊断。偶尔前列腺脓肿可自然向尿道破溃，也可向直肠破溃，被误认为直肠周围脓肿
	前列腺结石	指发生在前列腺腺泡内和腺管内的结石。与前列腺慢性炎症、前列腺液潴留、腺管狭窄、代谢紊乱等因素有关。无机盐如草酸钙、磷酸钙、磷酸镁等沉积形成结石，患者可表现有慢性前列腺炎的各类症状，但直肠指诊检查时可扪及前列腺有结石摩擦感，骨盆 X 线在耻骨联合区一侧有阳性结石影，超声波检查可在前列腺结石部位出现强光带，伴有声影
	前列腺结核	症状与慢性前列腺炎相似，但常有泌尿系结核或其他部位结核病灶的病史，直肠指诊检查前列腺呈不规则结节状，附睾肿大变硬，输精管有串珠状硬结，前列腺液结核杆菌直接涂片或 PCR 检测有结核菌
	前列腺癌	晚期可出现尿频、尿痛、排尿困难等症状，晚期患者常有消瘦、乏力、贫血、食欲不振等全身症状，直肠指诊前列腺有质硬的肿块，表面高低不平，血清前列腺特异抗原增高。前列腺穿刺活检可发现癌细胞，超声波检查可见腺体增大，边界回声不均匀，可见结节影。MRI 可确定前列腺癌的浸润程度
结语		慢性前列腺炎常需与以上几种疾病鉴别

88. 如何诊断慢性细菌性前列腺炎

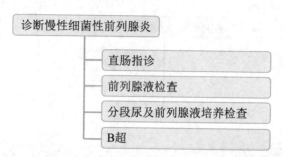

诊断慢性细菌性前列腺炎	直肠指诊	前列腺饱满增大、质软、轻度压痛。病程长，前列腺可缩小、变硬、有小硬结
	前列腺液检查	白细胞大于 10 个/HP，卵磷脂小体减少。可诊断为前列腺炎
	分段尿及前列腺液培养检查	检查前充分饮水，取初尿 10ml（VB$_1$），再排尿 200ml 取中段尿 10ml（VB$_2$）。再做前列腺按摩，收集前列腺液（EPS），完毕后排尿 10ml（VB$_3$），均送细菌培养及菌落计数。菌落计数 VB$_3$＞VB$_1$ 10 倍可诊断为细菌性前列腺炎。若 VB$_1$ 及 VB$_2$ 细菌培养阴性，VB$_3$ 和前列腺液细菌培养阳性，即可诊断为细菌性前列腺炎
	B 超	B 超显示前列腺组织结构界限不清、混乱，可提示前列腺炎
结语		慢性细菌性前列腺炎的诊断仍然是要依靠详细的病史资料、全面的体格检查（包括直肠指检）以及尿液和前列腺液的常规检查。由于慢性细菌性前列腺炎的症状变异较大，临床表现常与慢性非细菌性前列腺炎类似，所以不能单独依靠临床表现，而是要结合体格检查、特别是实验室检查的结果进行诊断。其特征是前列腺液细菌培养有致病菌存在，致病菌与引起感染复发的细菌相同。另外，慢性细菌性前列腺炎常有反复的尿路感染发作和前列腺按摩液中持续有致病菌存在

89. 前列腺炎有哪些常用检查方法

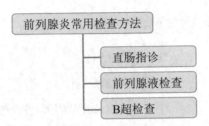

前列腺炎 常用检查 方法	直肠指诊	前列腺呈饱满、增大、质地柔软、有轻度压痛。患病时间较长的，前列腺会变小、变硬、质地不均匀，有小硬结。同时应用前列腺按摩的方法获取前列腺液，用做常规检查
	前列腺液 检查	前列腺液中白细胞在显微镜高倍视野中超过 10 个，卵磷脂小体减少，可诊断为前列腺炎。如果同时做细菌培养，可以对慢性前列腺炎做出明确诊断和分类。如前列腺液细菌培养结果为阳性，则诊断为慢性细菌性前列腺炎；反之，则为慢性非细菌性前列腺炎
	B 超检查	B 超检查显示前列腺组织结构界限不清楚、紊乱，可以提示前列腺炎
结语		经过上述的几项检查，我们可以对前列腺炎做出初步诊断、鉴别和分类

90. 采集前列腺液时应注意什么

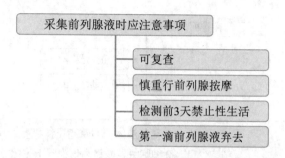

采集前列腺液时应注意事项		
采集前列腺液时应注意事项	可复查	采集标本失败或检测结果阴性而又有临床指征时,可间隔5~7天重新采集标本复查
	慎重行前列腺按摩	疑有前列腺结核、急性前列腺炎、脓肿时应慎重行前列腺按摩
	检测前3天禁止性生活	检测前3天禁止性生活,因为射精后前列腺液较难取出,性兴奋后前列腺液内白细胞也有可能增加,造成检查的误差
	第一滴前列腺液弃去	按摩前列腺时第一滴前列腺液弃去,留取之后的前列腺液送检
结语		采集前列腺液时应注意以上事项

91. 怎样看前列腺液常规检查的化验单

```
怎样看前列腺液常规检查的化验单
              │
              ├── 正常结果
              │
              └── 异常结果
```

怎样看前列腺液常规检查的化验单	正常结果	外观乳白色稀薄液体；卵磷脂小体极多、几乎满视野；上皮细胞少见；红细胞每显微镜高倍视野下（HP）少于 5 个；白细胞少于 10 个/HP；精子少见，若按摩前列腺时压迫到精囊腺，可在前列腺液中检出精子，无意义。pH 6.3～6.5
	异常结果	当前列腺发炎时，前列腺液卵磷脂小体减少，红细胞数大于 5 个/HP，白细胞增多，大于 10 个/HP，并可找到大量细菌，以葡萄球菌最多见，其次为链球菌、淋球菌等。抗酸性染色可找到抗酸杆菌。另外，炎症时前列腺液可呈浅黄脓样或浅红色有黏丝
		当有滴虫和霉菌感染时可在前列腺液内检出；有结石时，可见到磷酸钙组成的结晶；前列腺癌可有血性液体，镜检见多量红细胞、癌细胞；前列腺结核可见结核杆菌
结语		前列腺炎的诊断仍然是要依靠详细的病史资料、全面的体格检查（包括直肠指检）以及尿液和前列腺液的常规检查

92. 如何诊断病毒性前列腺炎，滴虫性前列腺炎，霉菌性前列腺炎，衣原体性前列腺炎

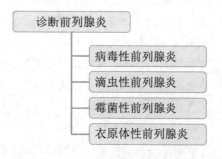

诊断前列腺炎	病毒性前列腺炎	近年来，随着临床检验水平的进步，以及前列腺病原学研究的深入，有医生对慢性前列腺炎的病毒分离进行了进一步的研究，取得了一定的进展。1998 年中国浙江人民医院的一项研究报告表明，该院运用聚合酶链反应技术对 74 例慢性非细菌性前列腺炎的前列腺液进行单纯疱疹 Ⅱ 型检测，结果发现阳性率为 16.2%。对照组为阴性，从而进一步证实了病毒是非细菌性前列腺炎的重要病因之一。该研究报告还指出，鉴于疱疹病毒有多种亚型，他们的研究仅检测了单纯疱疹病毒 Ⅱ 型这一种亚型，而其他种病毒更未包括在检查之列，因此推测病毒性前列腺炎的比率远高于 16.2%。这提示临床医生更应重视对病毒性前列腺炎诊治的研究，也告诫部分非细菌性前列腺炎疗效欠佳者应考虑可能与病毒感染有关。由于进行病毒分离比较困难，临床做该项检查和研究受到一定的限制，因此目前对病毒性前列腺炎的病理、症状、诊断都缺乏经验、资料，因此尚有待做进一步的临床研究

诊断前列腺炎	滴虫性前列腺炎	滴虫是一种人体寄生虫,它寄生在前列腺中引起的前列腺炎,称为滴虫性前列腺炎。滴虫性前列腺炎在临床上并不少见,在男性生殖系统滴虫感染中,前列腺的滴虫感染发生率占25%~70%。但容易被忽视。究其原因,一方面是因为滴虫性前列腺炎的病因诊断比较困难;另一方面是由于临床医生多惯于将前列腺炎归因于较多见的细菌感染 众所周知,滴虫性阴道炎是妇女的常见病,当男子与患有滴虫性阴道炎的妇女同房后,就可能被传染。滴虫性前列腺炎的临床症状与细菌性前列腺炎大致相同,可以表现出排尿终末时疼痛、会阴部钝痛、直肠坠胀等不适。急性发作时,还可以出现尿频、尿急、尿痛等尿路刺激症状,甚至发热等全身症状。由于男性的滴虫几乎无例外地来自女方的传染,而妇女进行阴道滴虫检查则既方便又准确,为此,应该动员她们接受这项检查。无论是男方直接查出滴虫,还是女方患有滴虫性阴道炎,夫妻双方都应该共同口服甲硝唑进行治疗,如甲硝唑(灭滴灵)每次0.2g 每日3次,共用7~10日。此外,每周做1次前列腺按摩排液,并停止性生活。如合并细菌感染,应同时进行抗生素治疗,多能收到明显的疗效
	霉菌性前列腺炎	霉菌性前列腺炎是霉菌(又称真菌)感染引起的前列腺炎,该病文献上虽然有报道,但例数很少 霉菌性前列腺炎的临床表现与细菌性前列腺炎相似,并常有睾丸疼痛。一般来说,霉菌性前列腺炎多合并有其他下尿路的感染,表现为尿液白细胞增多,尿细菌培养阴性,尿液的孢子球菌培养则阳性;做前列腺肛门指检,可发现前列腺硬而且有压痛 诊断:有慢性前列腺炎病状;球孢菌皮肤试验阳性,血清补体结合试验阳性;或者在尿液或前列腺组织穿刺物培养中找到霉菌者,可以诊断为霉菌性前列腺炎 霉菌性前列腺炎的治疗可用抗真菌治疗如两性霉素B静脉滴注,对大部分病例有效。也可用免疫疗法

诊断前列腺炎	衣原体性前列腺炎	有些患者患了慢性前列腺炎，多次行前列腺液细菌培养找不到致病菌，而通过检查，衣原体检测呈阳性结果，此时可诊断为衣原体性前列腺炎。此种感染是性传播疾病的一种，多是由于衣原体感染的尿道炎，治疗不及时或治疗不当蔓延到前列腺所致，由沙眼衣原体所致
		本病的主要表现除了会阴部疼痛不适症状外，还伴有程度不同的尿道刺痒，以及尿急、尿痛和排尿困难，少数病人有尿频、晨起尿道外口可有少量稀薄的黏性分泌物，病情严重者或治疗不及时可合并急性附睾炎且反复发作。前列腺液涂片镜检白细胞增多不明显
		本病一经确诊，应积极治疗。①红霉素 0.5g，每日 4 次，共用 15 日。②盐酸米诺环素 100mg、每日 2 次，共用 15 日。③交沙霉素 0.4g，每日 3 次，共用 15 日。④多西环素 0.1g，每日 2 次，共用 15 日。也可用阿奇霉素，首剂 1000mg，以后每日 250mg，每日 1 次
		本病属性传播疾病的一种，故必须同时治疗性伴侣，治疗期间禁止性生活
结语		前列腺炎的诊断仍然是要依靠详细的病史资料、全面的体格检查（包括直肠指检）以及尿液和前列腺液的常规检查

93. 如何诊断早期前列腺炎

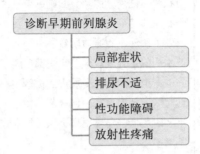

诊断早期前列腺炎	局部症状	前列腺炎患者后尿道、会阴和肛门处坠胀不适感，下蹲、大便及长时间坐在椅凳上胀痛加重
	排尿不适	早期前列腺炎的诊断中，患者可出现膀胱刺激征，如尿频、排尿时尿道灼热、疼痛并放射到阴茎头部。清晨尿道口可有黏液等分泌物，还可出现排尿困难的感觉
	性功能障碍	慢性前列腺炎可引起性欲减退和射精痛、射精过早症，并影响精液质量，在排尿后或大便时还可以出现尿道口流白，合并精囊炎时可出现血精。前列腺炎的早期症状最好是在第一时间发现症状就要进行彻底的治疗
	放射性疼痛	慢性前列腺炎的疼痛并不止局限在尿道和会阴，还会向其附近放射，以下腰痛最为多见。另外，阴茎、精索、睾丸阴囊、小腹、腹股沟区（大腿根部）、大腿、直肠等处均可受累 慢性前列腺炎引起的腰痛在下腰部，与骨科原因的腰痛如肌筋膜炎、腰肌劳损等虽易混淆，但后者多在系皮带处附近，较前列腺炎引起的腰痛位置偏高，可以鉴别
结语		另外，慢性前列腺炎可合并神经衰弱症，表现出乏力、头晕、失眠等；长期持久的前列腺炎症甚至可引起身体的变态反应，出现结膜炎、关节炎等病变

94. 前列腺炎治疗的目的是什么

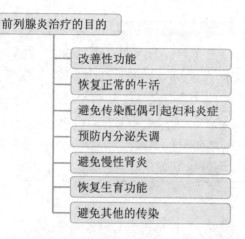

前列腺炎治疗的目的	改善性功能	前列腺炎容易导致阳痿、早泄。由于疾病长期未能治愈，各种症状和不适在性交后加重，或直接影响性生活的感受和质量，对患者造成一种恶性刺激，渐渐对性表现出一种厌恶感，导致阳痿、早泄等现象
	恢复正常的生活	由于炎症的刺激，产生一系列症状，如腰骶、会阴、睾丸等部位胀痛、尿不尽、夜尿频多等，使患者烦躁不安，影响工作和生活
	避免传染配偶引起妇科炎症	前列腺炎可以传染给妻子，特别是一些特殊病菌感染引起的前列腺炎，其炎症可以通过性交途径传染给妻子。如霉菌性前列腺炎、滴虫性前列腺炎、淋病性前列腺炎、非淋菌性（衣原体、支原体）前列腺炎等
	预防内分泌失调	正常情况下，前列腺能分泌多种活性物质。由于前列腺发生炎症，内分泌失调，可引起神经衰弱，以致精神发生异常；亦可出现失眠多梦、乏力头晕、思维迟钝、记忆力减退等症状
	避免慢性肾炎	前列腺炎如不及时治疗，可导致前列腺增生，对膀胱出口进行压迫，使尿液不能完全排空，出现残余尿。残余尿是细菌繁殖的良好培养基，加之膀胱黏膜防御机制受损，故极易导致尿路感染如肾盂肾炎等，此时如治疗不彻底，由肾盂肾炎、肾积水等，进而发展为肾炎，最后发展为尿毒症

前列腺炎治疗的目的	恢复生育功能	慢性前列腺炎的长期炎症性表现，会导致前列腺液的成分变化，进而影响精液的功能，使精子的活力下降，最终导致男性不育的发生
	避免其他的传染	男性体内的前列腺含有一种抗菌的物质叫前列腺抗菌因子，当前列腺发炎的时候这种因子会减少，容易引起传染。前列腺炎所引起的传染会导致急性的精囊炎、附睾炎、输精管炎、精索淋巴结肿大，还会导致生殖器触痛，肾绞痛和腹股沟痛
结语		随着医学的不断发展，许多方法在治疗前列腺炎方面都取得了明显的治疗效果，只要患者树立起战胜疾病的信心，与医生密切配合，是可以治愈前列腺炎，开始新生活的

95. 前列腺炎有哪些治疗方案

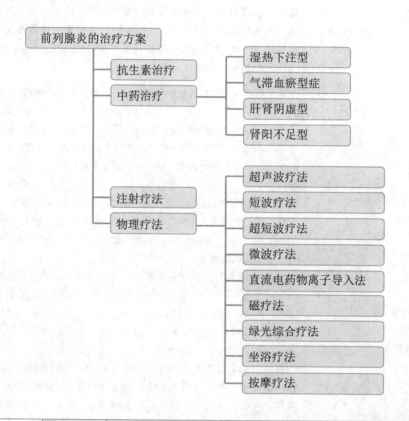

前列腺炎的治疗方案	抗生素治疗	是治疗前列腺炎的常用方法。抗生素药物自血浆弥散入前列腺液,大部分对引起尿路感染的革兰阳性杆菌是有效的,但由于不能穿越前列腺上皮的脂膜而进入前列腺腺泡中达到治疗作用,所以治疗效果不是很理想。因此,治疗前列腺选择抗生素药物时应遵循如下原则: ①药物对细菌有较高的敏感性 ②确定应用的药物应以高脂溶性、高渗透能力、与血浆蛋白结合率低、离解度高的物为标准 ③两种以上并有增效作用的药物联合使用 为使药物在前列腺间质中达到有效浓度及防止尿路感染的发生,应提倡超大剂量和超时限(4~12周)的用药法

前列腺炎的治疗方案	抗生素治疗	前列腺的抗菌药高低水平的不同，把抗生素做了分类。高水平的有：甲氧苄啶、克林霉素、红霉素等；中等水平的有：氯霉素，林可霉素；低水平的有：氨苄西林、先锋 I 号、先锋 IV号、多西环素、卡那霉素、呋喃妥因、土霉素、青霉素 G、多黏菌素 B、利福平及多数磺胺药等，患者可让医生的指导下，选择药物品种、用法、用量等
	中药治疗	前列腺炎，尤其是慢性前列腺炎是一种慢性病症，使得祖国传统的中医药在其治疗中发挥了非常大的作用，而且前景乐观。前列腺炎基本上可纳入祖国医学的 "精浊""劳淋""白淫" 的范畴，如清·何梦瑶《医碥·赤白浊》篇中有 "窍端时常牵丝带腻、如脓如眵" 的记载，就很像本病之尿末流白。归纳其主要病因有以下几条：①外感毒热之邪，留恋不去，或性事不洁，湿热留于精室，精浊混淆，精离其位；②相火旺盛，因所愿不遂或忍精不泄，肾火郁而不散前列腺，离位之精化为白浊；③房事过度，以竭其精，精室空虚，湿热乘机袭入精室，精被所逼，不能静藏。中医一般把慢性前列腺炎分为五型进行辨证施治 几千年来，通过各种茶疗实践，人们逐步了解到茶具备的 27 种药用功效：补肾、利尿、安神除烦、少寐、明目、清头目、下气、消食、醒酒、去腻、清热解毒、止渴生津、祛痰、治痢、通便、祛风解表、益气力、坚齿、疗肌、减肥、降血脂、降血压、强心、补血、抗衰老、抗癌、抗辐射 日常生活中以茶为饮品除预防和改善治疗肾虚外还能调节人体机体平衡，增强人体抵抗力，极大地降低了由肾虚引起的一系列并发症。这类中草药茶主要有碟清草、虫椹草、虫草等
	湿热下注型	症见小便淋涩赤痛，少腹拘急，会阴部胀痛，尿道口滴白浊，舌苔黄腻，脉滑数。治宜清热利湿，方选八正散加减：木通 7g，车前子 10g，萹蓄 10g，瞿麦 10g，滑石 20g，栀子 10g，大黄 6g，甘草 5g。脾虚湿盛型：症见小便流浊，面色不华，肢体困倦，不思饮食，舌淡苔白，脉虚。治宜健脾利湿、方选参苓白术散加减：党参 10g，炒白术 15g，茯苓 24g，薏苡 30g，砂仁 7g，泽泻 15g，当归 10g，坤草 30g，陈皮 10g
	气滞血瘀	见小便涩滞会阴及小腹下坠胀痛，前列腺肿大坚硬，舌紫暗，脉弦涩。治宜活血化瘀、行气通络，方选少腹逐瘀汤：桃仁 10g，红花 10g，当归 15g，小茴香 6g，川楝子 10g，乌药 10g，赤芍 12g，泽兰 15g，蒲公英 30g

中药治疗	肝肾阴虚型	症见尿道口常有白浊、会阴坠胀，腰膝酸软，潮热盗汗，舌红少苔，脉细数。治宜滋肝肾，清泄相火。方选知柏地黄汤加减：知母 15g，黄柏 10g，土地黄 30g，泽泻 15g，丹皮 15g，茯苓 30g，制首乌 15g，黄精 15g，白藤 10g，丹参 15g
	肾阳不足型	症见小便淋涩挟精，畏寒，腰膝酸冷，阳痿，早泄，舌质淡胖，脉沉弱。治宜温肾壮阳，方选金匮肾气丸加减：制附片 10g，菟丝子 10g，淫羊藿 10g，杜仲 10g，黄精 10g，当归 15g，山药 15g，茯苓 24g
前列腺炎的治疗方案	注射疗法	由于抗生素全身用药在前列腺中不易达到有效浓度而影响疗效，所以便出现了将抗生素直接注入前列腺的治疗方法。其具体方法是选用庆大霉素、卡那霉素、先锋霉素，单独或联合应用，经会阴部直接注入的前列腺部，或在 B 超引导下把药液直接注入前列腺病灶内，每周 1～2 次，10 次为一疗程 这种治疗方法的主要优点是药物直接注入前列腺，很容易扩散并达到有效的抗菌浓度，不但可以杀灭注药部位的细菌，还可以消灭其周围组织的细菌，药物部分被吸收入血还可以协同消除尿道及其他部位的感染，对难治性、顽固性慢性前列腺炎是一种有价值的治疗方法。但它也有一些不易克服的缺点，主要是：前列腺部位较深，直接注射并非易事，穿刺可造成周围组织损伤并引起血尿；可造成疼痛不适，如反复进行，很难被患者接受；经皮肤或经直肠的穿刺，可将细菌带入，造成前列腺的重复感染；反复多次的穿刺可造成前列腺纤维组织增生、前列腺硬化，肛诊时前列腺内可扪及硬结，或扪及一质地坚硬的前列腺。纤维组织增生会造成病灶被分离包绕，抗生素更难透入，且会使前列腺液的排出困难 因此在选择这种治疗方法时一定要慎重，只有当其他方法都无效时，才考虑此法，且穿刺不能过于频繁，每周穿刺 1～2 次，疗程不要太长，应控制在 1～2 月左右
前列腺炎的治疗方案	物理疗法	物理疗法是借助于声、光、电、热、水等各种物理因素，对机体组织器官和致病因子发生作用，以调节机体本身的内因，来恢复正常生理状态的一种治疗措施。物理疗法主要是利用所产生的热力作用，使深部组织充血，改善血液循环，加强局部组织的滋养，加速炎性产物的吸收清除，有利于炎症的消散

前列腺炎的治疗方案	物理疗法	超声波疗法	超声波是指频率在 20000 周/秒以上，不能引起正常人听觉反应的振动波。临床上常用频率为 800 千周/秒。医用超声波能改善局部愈液和淋巴循环，加强局部新陈代谢，使组织酸碱度发生变化，pH 向碱性改变，使局部酸中毒减轻，缓解或消除疼痛。超声波治疗适用于慢性前列腺炎除尿路刺激症状明显和前列腺液镜检白细胞较多的患者
		短波疗法	短波疗法是一种高频电流疗法，所应用的电流称为短波电流，频率为 $3{\times}10^6{\sim}3{\times}10^7$Hz，波长为 10～100m，治疗时电压为 90～120 伏特。短波的杀菌作用并非直接的，而是由于短波增强了机体的免疫防御机制所产生的间接效果。短波疗法操作简便，治疗时用两个电极板，一个放在臀部，一个放在下腹部的耻骨上方，每次 15～30 分钟，每日 1 次，2 周为一疗程。本疗法适应于急、慢性前列腺炎及前列腺镜检白细胞较多者
		超短波疗法	超短波疗法是应用高频率电流进行治疗的另一种方法，电流频率较高，一般为 30～300 兆赫，波长为 10～1m，治疗时电压为 40～50 伏特，其作用机制和适应证与短波疗法相同，但其穿透组织的能力及杀灭微生物的效果比短波大得多
		微波疗法	微波疗法是一种新的高频电疗法。频率为 2450 兆赫，波长为 12.5cm，比短波及超短波更易深达组织内部，对深部组织的微生物杀灭能力很强，且有不会使皮下组织过热，产生的热均匀等特点。使用方法是将微波的发射探头放进直肠 5～6cm 处，隔着直肠壁照射前列腺，每次照射 8～12 分钟，每日或隔日 1 次，2 周为一疗程。在正常剂量下微波对人体一般是无害的，但睾丸对微波很敏感，因此在治疗前列腺炎时，必须注意保护睾丸不受照射。前列腺炎引起不育者应用此法更应多加小心
		直流电药物离子导入法	直流电药物离子导入法：是利用直流电使药物离子经皮肤或黏膜弥散入组织，达到治疗疾病目的的一种方法。药物进入人体的主要途径是皮肤和汗腺管的开口，之后逐渐进入血和淋巴；其治疗是直流电与药物的协同作用。中西药均可进行离子导入，如 1%链霉素液、10%黄芩液等。操作前病人解清

		直流电药物离子导入法	大便，把药液从肛门灌入直肠，再施用直流电，药物成分就能渗透进去。每日 1 次，每次 20 分钟，2 周为一疗程。本法适用于慢性前列腺炎之疼痛较重与膀胱刺激征较明显者
前列腺炎的治疗方案	物理疗法	磁疗法	磁疗法是应用磁场作用于机体达到治疗疾病的目的。经实验证明，磁场强度为 1500～3000 高斯的磁片，对大肠埃希菌等有一定的杀灭或抑制作用，并能增加局部血液循环，导致渗出物吸收和消散，起到消肿止痛作用。一般将磁片贴在前列腺附近的肌肤表面，如会阴穴、关元穴上。本法适用于各种类型的慢性前列腺炎
		绿光综合疗法	绿光波高能治疗系统通过靶向渗透使治疗前列腺炎经典药物，达到药物渗透强、抗菌无耐药性、修复损伤的三大优势；口服益肾药物随血液循环直达病灶，对肾前性三腺、诸多并发症具全面协同治疗的作用；重症者配用光磁场唤醒疗法，走经络生物信息诱导，调节平衡、增强免疫；这三者无论是剂型、使用方式、还是功效侧重，都无重叠，是针对性强、优势互补、多靶点全方位、高效协同的治疗组合
		坐浴疗法	坐浴疗法实际上也是物理疗法的一种，但由于它不需要任何医疗设备，在家中患者自己就可以操作，因此是值得推广的家庭最有效的治疗方法。其具体操作为： 　　将 40℃ 左右的水（手放入不感到烫），倒入盆内，约半盆即可，每次坐 10～30 分钟，水温降低时再添加适量的热水，使水保持有效的温度，每天 1～2 次，10 天为一疗程。热水中还可加适当的芳香类中药，如苍术、广木香、白蔻仁等。若导入前列腺病栓后再坐浴，可促进药物的吸收，提高疗效 　　对已确诊为因前列腺炎引起的不育者，不应采用坐浴法。这是因为精子属于高级细胞，对生存条件要求很高，阴囊内的正常温度应为 32～33℃，当阴囊内的温度因某种原因升高时，便可使精子的产生出现障碍，造成精子停止产生的后果，从而降低了受孕的可能

前列腺炎的治疗方案	物理疗法	按摩疗法	自我按摩疗效肯定，操作简便，患者容易接受与掌握，是一种非常好的辅助治疗手段 ①便后清洁肛门及直肠下段即可行按摩治疗。患者取胸膝卧位或侧卧位，医生用示指顺肛门于直肠前壁触及前列腺后，按从外向上向内向下的顺序规律地轻柔按压前列腺，同时嘱患者作提肛动作，使前列腺液排出尿道口，并立刻小便 ②自我按摩：患者取下蹲位或侧向屈曲卧位，便后清洁肛门及直肠下段后，用自己的中指或示指按压前列腺体，方法同前，每次按摩 3～5 分钟，以每次均有前列腺液从尿道排出为佳。按摩时用力一定要轻柔，按摩前可用肥皂润滑指套，减少不适。每次按摩治疗至少间隔 3 天以上。如果在自我按摩过程中，发现前列腺触痛明显，囊性感增强，要及时到专科门诊就诊，以避免慢性前列腺炎出现急性发作情况
结语			前列腺炎是男性常见病与多发病，由于目前对它发病的原因还了解得不是十分清楚，再加上它比较特殊的解剖结构以及多发生于性活动频繁的人群等多方面的原因，使得对它的治疗不是很容易。生活中常常可以见到前列腺炎的患者多次医治，都不能根治的局面。事实上，随着医学的不断发展，许多方法在治疗前列腺炎出都取得了明显的治疗效果，只要患者树立起战胜疾病的信心，与医生密切配合，是可以治愈前列腺炎，开始新生活的

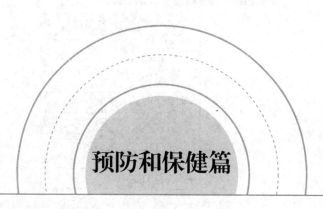

预防和保健篇

96. 患慢性前列腺炎平时应注意什么

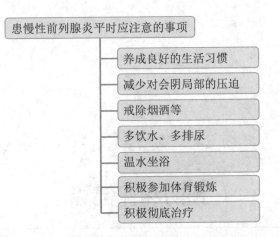

患慢性前列腺炎平时应注意的事项	养成良好的生活习惯	注意生活起居，养成良好的生活习惯充足的睡眠和起居有节的生活对治疗慢性前列腺炎所致的精神症状尤其显著防止过度疲劳，注意卫生，克服不良的性习惯，适当节制房事，以每周 1 次的频度为佳
	减少对会阴局部的压迫	尽量减少对会阴局部的压迫，如不穿紧身裤，骑自行车时间不宜太久，避免久坐
	戒除烟酒等	戒除烟酒及忌食辛辣，远离咖啡因等刺激性食物
	多饮水、多排尿	平时多饮水、多排尿，以利于炎性分泌物的排出
	温水坐浴	温水坐浴温水浴的作用在于可使患者的肌肉得以松弛，血管扩张，血液循环加速，利于炎症的吸收和消退
	积极参加体育锻炼	积极参加体育锻炼，增强体质慢性前列腺炎属于心身疾病，所以发展自身兴趣爱好，进行适当体育锻炼对转移慢性前列腺炎患者的心理负担，消除焦虑情绪，减少精神症状，大有益处

患慢性前列腺炎平时应注意的事项	积极彻底治疗	对于急性的泌尿生殖系统感染，如急性前列腺炎、急性附睾炎、急性精囊炎等，应给予积极彻底治疗，防止其转化为慢性前列腺炎
结语		慢性前列腺炎是一种长期困扰患者的疾病，尽管对其众多的发病机制有了相当程度的认识，但均没有突破性进展。由于它的病因及发病机制很复杂，正确的保健方法对减轻疾病症状、促进康复和预防复发都能起到重要的作用

97. 为什么司机应警惕前列腺炎

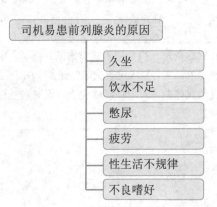

司机易患前列腺炎的原因	久坐	长时间坐位工作，使盆腔及前列腺部受挤压而充血，血流缓慢淤滞，对病原体抵抗力减弱，易诱发前列腺炎
	饮水不足	因受驾驶工作影响而不能保证及时、足够的饮水，常使身体处于轻度脱水状态，尿液浓缩，易患尿道炎、膀胱炎，从而诱发前列腺炎
	憋尿	受工作所限无法或不便及时排尿而强忍之，造成人为的尿液潴留，膀胱压力增高长期如此可造成尿路及生殖道上皮防御细菌的能力下降，易致泌尿生殖系感染
	疲劳	长时间工作，睡眠不足，体力透支，常处于疲劳状态，使机体抗病能力减弱，也是诱因之一
	性生活不规律	有的长途车司机，常常数日才能返家一趟性生活过疏或过频、过度，均不利于前列腺健康性生活过疏，前列腺液或精液淤积，对于伴有尿道炎或膀胱炎者，尤易诱发前列腺炎；性生活过度，身体疲劳，前列腺长时间或频繁、反复处于充血状态，亦易诱发炎症
	不良嗜好	许多司机有烟酒嗜好，身体受到毒害，抗病能力减弱，尤其饮酒，可加重前列腺充血
结语		前列腺炎是司机容易患的疾病，主要原因是久坐生活不规律或过度疲劳造成的，但除此以外，饮水不足、过量饮酒、吃辛辣等刺激性食物、性生活不规律也是引起前列腺炎的原因

98. 慢性前列腺炎有什么保健方法

```
慢性前列腺炎的保健方法
        ├── 乐观的心态
        ├── 良好的生活习惯
        └── 规律的性生活
```

慢性前列腺炎的保健方法	乐观的心态	慢性前列腺炎并不是不治之症，只是病程较长容易复发，但它却是可以治愈的患者常常在花费大量时间、精力和财力之后，症状缓解仍然不明显很多患者就会在心理上对治愈该病失去信心，严重影响了正常的生活和工作如果患者能够重新审视一下自身的疾患，会发现疾病的症状波动，往往跟情绪和精神状态有很大关系在心情愉悦或者工作学习比较投入时，经常感到症状减轻，甚至感觉不到病痛；在情绪低落时，则感到病痛加重而这种病痛加重又反过来使患者情绪更加低落，从而形成恶性的循环因此，努力调节自己的心态，保持积极乐观的生活态度，树立战胜疾病的信心，对于很多慢性前列腺炎患者来讲是十分必要和有帮助的
	良好的生活习惯	生活中，必须保持规律的作息时间，保证充足的睡眠，防止无规律的生活或过度疲劳引起免疫力下降饮食上，患者需要避免酗酒和进食辛辣食物患者应注意多饮水、勤排尿，有利于前列腺分泌物的排泄，防止感染适度的运动对于情绪的调节和身体的康复都有很好的作用，但不要太剧烈散步、慢跑、做体操都是很好的运动形式，通过腹部、会阴区和臀部肌肉的运动，可以促进前列腺局部的血液和淋巴循环，有利于局部炎症的消散和吸收久坐和长时间骑车都可以造成前列腺局部充血、前列腺代谢产物堆积、前列腺液排出受阻，从而成为慢性前列腺炎发病的主要诱因之一，应当避免

慢性前列腺炎的保健方法	规律的性生活	不少慢性前列腺炎患者，对性生活存在顾虑，他们担心性生活会将病原体传播给配偶，或者认为性生活会加重前列腺炎，所以，一部分慢性前列腺炎患者，过着长期禁欲的生活实际上，性兴奋使得前列腺液分泌增加，频繁地产生性兴奋而不排精，会造成前列腺液积聚在前列腺，为病原体的生长繁殖和播散提供了良好的环境和媒介相反，适度规律的性生活，可以排出前列腺液，解除前列腺液淤滞，改善局部血液循环，促进炎症的吸收和消散，有助于前列腺正常功能的发挥和患者的康复，也有助于患者生活质量的提高和心理状态的改善但是，也需要防止性生活过度因为频繁排精容易造成前列腺充血，也可能对前列腺造成损伤，不利于慢性前列腺炎患者的恢复
结语		慢性前列腺炎是一种长期困扰患者的疾病，尽管对其众多的发病机制有了相当程度的认识，但均没有突破性进展由于它的病因及发病机制很复杂，正确的保健方法对减轻疾病症状、促进康复和预防复发都能起到重要的作用

99. 前列腺炎患者在治疗中存在哪些误区

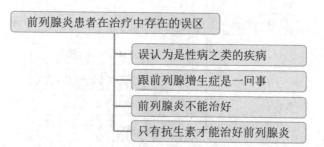

前列腺炎患者在治疗中存在的误区	误认为是性病之类的疾病	前列腺炎是男性生殖系统最为常见的炎症疾病。因其很难治愈，许多人误认为是性病之类的疾病
	跟前列腺增生症是一回事	慢性前列腺炎跟前列腺增生症不是一回事经常有患者将这两者混为一谈，而且还有不少患者担心慢性前列腺炎会直接引起前列腺增生症，其实，这些认识都是不对的这是因为慢性前列腺炎和前列腺增生症是两种性质完全不同的疾病，病因、病理各异，二者不存在必然的联系
	前列腺炎不能治好	慢性前列腺炎病理改变比较复杂，许多因素都可以加重前列腺充血，引起症状出现反复，如过度疲劳、饮食无节等但是，不管怎样反复，反复后的症状总是要比服药前轻，直至消失 由此，慢性前列腺炎不是治不好，而是治疗不当"治不好"，不坚持治疗"治不好"，不注意治愈后的预防保健"治不好"而能够接受正规、科学的治疗，同时避免一些不良因素的影响，就一定能够彻底治好慢性前列腺炎
	只有抗生素才能治好前列腺炎	临床上绝大多数慢性前列腺炎是查不出致病菌的，也就是属于非细菌性前列腺炎，对于这一类型的慢性前列腺炎而言，是不具有传染性的，而且，其他还有一部分患者的细菌感染也属"非特异性细菌性前列腺炎"慢性前列腺炎患者有一大部分是属于无菌性的，一些慢性前列腺炎是由一些其他病原微生物引起的，采用抗生素来治疗，自然难以取得良好效果
结语		前列腺炎患者在治疗中经常存在以上的误区

100. 前列腺炎患者能生育吗

```
前列腺炎对生育有一定影响
    ├── 前列腺液质量的影响
    ├── 前列腺炎对酸碱度的影响
    ├── 前列腺对精液量的影响
    └── 精液黏稠度的影响
```

前列腺炎对生育有一定影响	前列腺液质量的影响	前泪腺会对精子产生一定的影响，使精子所需要的营养物质逐渐减少，同时也会让精子的生长所需要的锌逐渐地减少，从而导致精子发生异常的情况，引发男性不育的发生
	前列腺炎对酸碱度的影响	慢性前列腺炎会导致男性体内的酸碱度失去平衡，从而就精子进行扼杀，降低了男性的生育能力
	前列腺对精液量的影响	男性每次性生活时射出的精液量都是固定的，精液过少或者太多都会引发男性不育的问题，如果男性的前列腺分泌多于正常人时，会导致男性的精子被稀释，从而影响到男性的生育。男性的前列腺疾病如果发展到严重时，会严重影响前列腺的分泌功能，从而引发男性的精液减少，缺少精子等情况，这些都会导致男性不育的发生
	精液黏稠度的影响	患有前列腺炎症时，男性的前列腺会处于充血的状态下，这样前列腺中的酸碱浓度就会下降，进而影响精子液化的过程，从而精液就会十分黏稠，精子的活力就会受到阻碍，从而影响到男性生育的问题
结语		前列腺炎对生育有一定影响

前列腺癌

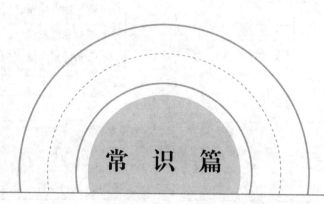

常　识　篇

101. 什么是前列腺癌，前列腺癌的类型有哪些

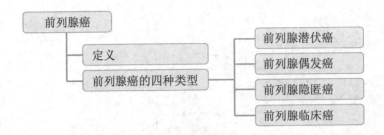

前列腺癌			定义	前列腺癌是男性生殖系最常见的恶性肿瘤，发病随年龄而增长，其发病率有明显的地区差异，欧美地区较高。据报道仅次于肺癌，在男性癌症中排在第二位。我国以前发病率较低，但由于人口老龄化，近年来发病率有所增加
	前列腺癌的四种类型	前列腺潜伏癌		是指在生前没有前列腺疾病的症状和体征，在死后尸检中由病理学检查发现的原发于前列腺的腺癌。潜伏癌可发生在前列腺的任何部位，但以中心区和外周区多见，且常为分化好的腺癌。国外报道其发病率为 15%～50%，我国研究报道前列腺潜伏癌的发病率为 34%。统计学研究表明，前列腺潜伏癌的发病可能与环境及遗传因素有关
		前列腺偶发癌		临床以良性前列腺增生为主要症状，在切除增生的前列腺组织中，组织学检查发现前列腺癌。其组织学表现为分化较好的腺癌，以管状腺癌和筛网状腺癌为主，少数为低分化腺癌，在国外前列腺偶发癌的发病率为 15%～30%。国内发病率有报道为 5%左右
		前列腺隐匿癌		患者无前列腺疾病的症状体征，但在淋巴结活检或骨穿的标本病理学检查证实为前列腺癌。并可再经过前列腺穿刺活检得到进一步证实。这类患者血清前列腺特异抗原和前列腺酸性磷酸酶水平增高。活检组织做 PSA 和 PAP 免疫组化染色均为阳性
		前列腺临床癌		临床检查诊断为前列腺癌，并可经过活检证实。也可通过患者血清 PSA 和 PAP 增高来协助诊断。多数患者肛门指诊可摸到前列腺结节，超声检查提示前列腺结节外形不规整，回声不均匀且回声偏低
	结语			前列腺疾病是男性常见疾病，其中前列腺癌是其中比较严重的一种，不仅会影响到患者的生活、工作，严重还会导致患者死亡的疾病

102. 前列腺癌的发病情况如何

前列腺癌的发病情况

美国前列腺癌的发病情况

我国前列腺癌的发病情况

前列腺癌的发病情况	美国前列腺癌的发病情况	在欧美国家，前列腺癌是男性最常见的癌症，美国每年新诊断的癌症中，前列腺癌约 130000 例，占 20‰。为男性癌症死因的第二位，仅次于肺癌。每年死于前列腺癌的患者约 35000 例。近年报道有超过肺癌的趋势。美国前列腺癌的发病率于 1983～1984 年为 75.3/10 万男性人口，死亡率为 22.7/10 万男性人口
	我国前列腺癌的发病情况	我国尚无这方面的精确统计资料。北京城区 200 万人口，1985～1987 年前列腺癌发病率为 2.41/10 万男性人口，死亡率为 1.19/10 万男性人口。上海虹口区 88 万人，1981～1990 年前列腺癌平均年死亡率为 1.2/10 万男性人口，和北京城区基本相同。前列腺癌没有高发年龄段，而是在 40 岁以后，其发病率随年龄增长而增加。北京医科大学泌尿外科研究所报道 381 例男性尸解，前列腺潜伏癌的发病率，51～60 岁为 3.30%，61～70 岁为 5.90%，71～80 岁为 9.30%，81～90 岁为 16.7%
结语		前列腺癌的发病率还具有明显的种族和地方差异，在东方人中本病很少，我国前列腺癌的发病率远低于欧美国家，但近期我国资料统计表明发病率有逐年上升的趋势。对从各低发地区移民到美国的人群研究表明，其前列腺癌的发病率接近美国男性，居住在美国的日本人前列腺癌发病率要高于居住在日本的日本人，但通常没有美国人高，这也提示在前列腺癌的发病中环境因素比遗传特征更为重要

103. 前列腺的大体结构和毗邻关系如何

前列腺的大体结构和毗邻关系
— 大体结构
— 比邻关系

前列腺的大体结构和毗邻关系	大体结构	前列腺是盆腔内器官，位于膀胱和泌尿生殖膈之间，围绕尿道前列腺部。正常成年的前列腺形态类似倒置的栗子，可分为底部、体部和尖部 3 个部分。底部朝上，与膀胱颈相连接。尖部向下，与尿道膜部融合，止于尿生殖膈。底部与尖部之间为前列腺体部。前列腺的前侧近邻耻骨后间隙，并经耻骨前列腺韧带连于耻骨下方。前列腺的外下侧与肛提肌紧密相连。后面与直肠下段的前壁紧贴，中间隔以膀胱直肠膈，即 Denonvillier 筋膜
	比邻关系	前列腺表面有由结缔组织和平滑肌纤维构成的前列腺固有囊覆盖，该囊与尿道周围的纤维肌相连续。固有囊外面包绕着通常所指的前列腺包膜，由盆内筋膜的脏层增厚构成。前列腺静脉丛、动脉以及神经分布于前列腺固有囊和前列腺包膜之间。前列腺包膜在前方增厚形成耻骨前列腺韧带，阴茎背深静脉行走于两侧韧带之间，与韧带一起称为背血管复合体。覆盖膀胱的筋膜在精囊上方分为两层，分别位于精囊、射精管的前后方。前层沿精囊、射精管前面下行至前列腺后方向前折返上行与 Denonvillier 筋膜相连。后层在精囊后方下行止前列腺后包膜处，并与 Denonvillier 筋膜前层相融合。在精囊侧方，前后两层融合在一起，紧靠于膀胱底部。肛提肌的前部肌束由耻骨向后附着于前列腺包膜的两侧，覆盖肛提肌上面的筋膜内有引流前列腺、精囊的血管和淋巴管穿过。因此，在施行前列腺癌根治术时，若肿瘤已波及前列腺包膜，应紧贴肛提肌方能将包含上述血管、淋巴管的膜一并切除，以避免肿瘤组织残存
	结语	前列腺是男性最大的性腺附属器官，亦属人体外分泌腺之一

104. 哪些人容易得前列腺癌

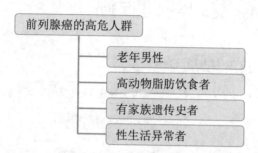

前列腺癌的高危人群	老年男性	前列腺癌主要发生于老年男性，因此，随着年龄增长，前列腺癌的发生率明显增加，尤其 50 岁以后，前列腺癌的发生率明显升高
	高动物脂肪饮食者	前列腺癌的发生与饮食等生活习惯关系密切，高动物脂肪饮食是一个重要的危险因素，尤其经常进食红肉（猪、牛、羊等）是一个主要的危险因素，因为维生素 D 是预防前列腺癌发生的物质，而这类饮食通常含有大量钙，影响维生素 D 的吸收与代谢，降低维生素 D 的水平，从而使肿瘤易发。这也是我们国家前列腺癌的发病率近年来猛升的原因之一
	有家族遗传史者	遗传因素也不可忽视，家族中有前列腺癌的人，尤其父辈或兄弟中有前列腺癌患者，患病的几率比无家族史的人高 1 倍以上
	性生活异常者	前列腺是最大的性器官，前列腺癌是激素依赖性肿瘤，性生活也会影响前列腺癌的发生，有数据显示，缺乏正常性生活的老年男性，容易得前列腺癌。但是对于年轻人，不节制的性生活可能会增加将来患前列腺癌的可能性
结语		前列腺癌主要发生于老年男性

105. 出现哪些症状应该高度怀疑前列腺癌,如何早期发现前列腺癌

```
如何发现前列腺癌
        高度怀疑前列腺癌的症状
        早期发现前列腺癌
```

如何发现前列腺癌	高度怀疑前列腺癌的症状	①排尿困难:由于前列腺癌压迫尿道增加排尿时尿道的阻力,出现排尿费力,尿线变细软弱无力,排尿滴沥等;②骨痛:因为前列腺癌易向骨转移,因此如果老年男性出现骨痛,应想到前列腺癌可能,尽快到泌尿科门诊检查;③血尿:前列腺癌侵犯尿道或膀胱颈部,易出现血尿,对于出现肉眼血尿的老年男性,应全面进行泌尿系统检查,排除包括前列腺癌在内的泌尿系统肿瘤
	早期发现前列腺癌	由于前列腺癌缺乏特异性症状,因此难以早期发现,我国绝大多数诊断的前列腺癌已属于中晚期,失去根治手术的机会。但是,前列腺癌患者大多数都会出现前列腺特异抗原(PSA)的升高,而且前列腺癌多发于老年男性,因此,对于40岁以上的中老年人,定期进行检查,可有助于早期发现前列腺癌
结语		通常来说,前列腺癌没有特异的临床症状,早期症状不明显,一旦出现症状,多属于晚期

106. 有排尿问题就是前列腺癌吗

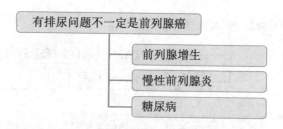

有排尿 问题不一 定是前列 腺癌	前列腺 增生	前列腺增生也可以压迫尿道造成排尿障碍，产生一系列排尿症状，因此，老年男性出现排尿症状，很可能是前列腺增生引起的，如果 PSA 正常，肛诊检查和 B 超都正常，前列腺增生的可能更大，但是，每年应动态检测 PSA 等，以早期发现潜在的前列腺癌
	慢性前列 腺炎	对于部分慢性前列腺炎的患者，也会表现为排尿症状，而且前列腺炎往往会影响 PSA 的测定值，但是，对于这部分患者，抗生素治疗常常有效，结合其他表现以及肛诊 B 超等可明确诊断
	糖尿病	对于糖尿病的患者，由于血糖过高可能影响膀胱功能，往往也会产生一些排尿障碍
结语	前列腺癌常可压迫尿道而出现排尿症状，但是并不是所有出现排尿症状的患者都是前列腺癌	

107. PSA 升高一定是前列腺癌吗

PAS升高不一定是前列腺癌

并不是所有PAS升高的患者都患前列腺癌

有少数患者PAS并不高

PSA 升高不一定是前列腺癌	并不是所有 PSA 升高的患者都患前列腺癌	通常来讲，前列腺癌患者会出现 PSA 的升高，但是并不是所有 PSA 升高的患者都患前列腺癌。这是因为前列腺组织内 PSA 的浓度极高，是血清中我们可测得的 PSA 值的数百万倍，正常情况下只有极少部分 PSA 进入血液，前列腺癌因为癌细胞生长导致前列腺组织破坏，造成 PSA 进入血液增多。但是，其他一些疾病或因素也会造成 PSA 进入血液增多，使测得的血清 PSA 升高，比如，部分前列腺增生患者也出现 PSA 升高。但是，一般来讲，前列腺增生患者造成的 PSA 升高大多不会超过 10ng/ml，而且，游离 PSA（fPSA）较高。如前面所述，慢性前列腺炎可致 PSA 升高，急性前列腺炎同样会使 PSA 异常升高，其他比如高热、直肠指诊甚至性生活等都会造成 PSA 的升高，因此进行 PSA 检查时注意近期有无上述因素的影响
	有少数患者 PSA 并不高	大多数前列腺癌的患者会出现 PSA 的升高，但也有少数患者 PSA 并不高。根据最新的研究证实，对一组 PSA 低于 4ng/ml 的可疑患者穿刺结果的统计发现，近 20% 的患者发现前列腺癌，国外有学者已建议将 PSA 的正常值降至 2.5ng/ml。通常来讲，PSA 较低的前列腺癌患者，肿瘤多较局限，临床分期较早，肿瘤细胞分化较好
结语		通常来讲，前列腺癌患者会出现 PSA 的升高，但是并不是所有 PSA 升高的患者都是前列腺癌。如果偶尔一次的 PSA 升高，可在排除干扰因素后短期内复查，如果 2 次以上的 PSA 结果都异常，应进一步检查，不可掉以轻心

108. 前列腺增生会变成前列腺癌吗,前列腺增生手术后还会得前列腺癌吗

前列腺增生和前列腺癌		
	前列腺增生不会演变成前列腺癌	
	前列腺术后仍然存在患前列腺癌的可能	

前列腺增生和前列腺癌	前列腺增生不会演变成前列腺癌	虽然这两种疾病都依赖雄激素的作用,但是,发生发展的机制完全不同,所依赖的基因等也完全不同,不存在相互转化的可能性,而且,两者好发部位也不同,前列腺癌好发于前列腺的周围区域,前列腺增生则只发生于中央区域 但是这并不表明,得了前列腺增生就不会再得前列腺癌,前列腺增生的老年患者,仍然要定期检查等,以防前列腺增生和前列腺癌共存的可能性
	前列腺术后仍然存在患前列腺癌的可能	在接受前列腺增生手术前,你的医生一定会告诉你,接受了前列腺增生手术后,仍然有患前列腺癌的可能性。这是为什么呢? 前列腺就好比一个完整的桔子,前列腺增生好发于它的中央区域,好比桔瓣,而前列腺癌则好发于它的周围地带,好比桔皮部分。我们通常所说的前列腺增生手术,是指通过开刀或经尿道手术把增生的腺体也就是"桔瓣"部分切掉,但是前列腺的"桔皮"部分仍然保留,也就是说,接受了前列腺增生手术后,最易于发生前列腺癌的前列腺组织仍然留在体内,因此,仍然存在患前列腺癌的可能。只有真的患有早期前列腺癌的患者,才把整个前列腺都切掉,这个手术难度和风险都远大于前列腺增生手术,因此,不适合于良性的前列腺增生患者
结语		前列腺增生和前列腺癌都是好发于老年男性的疾病,几乎所有的老年男性都会或轻或重的患有前列腺增生,到目前为止,人们还没有发现前列腺增生转化为前列腺癌的任何证据

109. 前列腺癌是否如其他恶性肿瘤一样会迅速导致死亡，前列腺癌患者生存期是多长

前列腺癌患者的生存期

├─ 前列腺癌不会迅速导致死亡

└─ 前列腺癌的预后与前列腺癌的分期以及肿瘤的恶性度紧密相关

| 前列腺癌患者的生存期 | 前列腺癌不会迅速导致死亡 | 近年来，各种恶性肿瘤的发病率越来越高，人们大都谈癌变色，一听说诊断为癌，大为紧张，迫不及待地要求及早治疗，以防它越长越大。但是，对于前列腺癌，却不同于其他恶性肿瘤，它的特点之一就是比较"懒"，发展比较缓慢。对于已经确诊的患者，要积极配合医生的治疗方案，并不是所有的前列腺癌都需要马上治疗，一部分前列腺癌甚至在人体内可长期与你和平共处，不会有任何变化，也不会对人体产生不良影响，只是偶然的因素被发现而做出诊断。这种所谓的潜伏性前列腺癌，很多人不需要积极治疗，那么，如何区分哪些前列腺癌对人体造成健康威胁呢？这要求助于专科医生的帮助，医生会根据患者的预期寿命、癌细胞的分化程度，以及前列腺癌的大小等因素综合判断，最后给患者一个合理化的建议，有些患者可以不用任何治疗，只要定期随访观察就可以了。已经有数据显示，对部分患者进行积极地治疗，反而会促进他们的死亡，这包括治疗产生的副作用以及反而促进疾病进展等因素 |
| | 前列腺癌的预后与前列腺癌的分期以及肿瘤的恶性度紧密相关 | 较早期的前列腺癌，如果能够进行前列腺癌根治术，通过手术把体内的癌细胞全部清除，预后相对较好。有资料显示，如果确诊时肿瘤仍局限于前列腺内，没有远处转移，那么手术后的 10 年生存率可达到 90%以上，也就是说，早期的前列腺癌可通过手术得到根治，短期内不会再对患者健康构成威胁。但是对于因各种原因不能接受手术的早期患者，根治性放疗也能取得不错的效果，有资料表明，对于局限于前列腺内的肿瘤，放疗后 5 年和 10 年生存率高达 80%和 65%。因此，对于因 |

| 前列腺癌患者的生存期 | 前列腺癌的预后与前列腺癌的分期以及肿瘤的恶性度紧密相关 | 为年高体弱不能耐受手术的患者，放疗是一个理想的选择。反过来讲，如果已经确诊早期前列腺癌，但是不给予积极治疗，结局就比较差了，国外大宗的资料总结显示，虽然发现较早，但不积极治疗，10 年内绝大多数患者会死于前列腺癌

我国的前列腺癌患者，确诊时大多数已属于中晚期，已经失去了根治性切除的机会，那么，对于中晚期患者，预后怎样呢？因为前列腺癌是依赖雄激素的，因此这部分患者仍然可通过内分泌治疗对疾病进行控制。内分泌治疗可在很大程度上改善前列腺癌患者预后，根据资料统计，接受内分泌治疗的患者，5 年生存率可达 60%，但是，内分泌治疗个体差异很大，不是所有人都敏感，即使敏感，每个人有效的时间也不一样。我们临床遇到的前列腺癌患者接受内分泌治疗存活最长的一位已达 21 年，但是，也遇到一位患者，3 个月内分泌治疗就已无效，疾病快速进展。对于中晚期前列腺癌不积极治疗的预后资料很少，仅少数资料报道，5 年生存率低于 15% |
| 结语 | | 前列腺癌，却不同于其他恶性肿瘤，它的特点之一就是比较"懒"，就是发展比较缓慢 |

110. 前列腺癌一旦确诊就一刻不能耽搁吗

前列腺癌一旦确诊就一刻不能耽搁吗		
	穿刺后6～8周再进行手术	
	有些前列腺癌不需要任何治疗	

前列腺癌一旦确诊就一刻不能耽搁吗	穿刺后6～8周再进行手术	一旦确诊为前列腺癌，人们大都十分紧张，到了医生那里要求马上手术，越快越好，一刻也不能耽搁。但是医生有时反而会建议患者先静养一段时间，再来治疗，甚至有医生建议患者先去旅游度假，待心情放松再来决定接受何种治疗，那么医生是在"糊弄"患者吗？答案是否定的。前列腺癌的一大特点是"懒"，就是生长缓慢，不像肝癌、胃癌那样，进展迅速，一旦确诊要马上治疗。一般来讲穿刺后 6～8 周再进行手术治疗比较好，在这段时间内，肿瘤不会进展，也不会"贻误战机"
	有些前列腺癌不需要任何治疗	甚至有些前列腺癌不需要任何治疗，仅严密随访观察即可。对于一些前列腺电切手术发现的前列腺癌，如果 PSA 以及其他检查都正常，癌的 Gleason 评分小于 4 分，临床分期 T_{1a} 的患者，完全不用担心，可在医生的指导下观察随访，但是，一旦发现肿瘤进展，还是要积极治疗。对于一些老年患者，合并有严重的老年慢性疾病，比如高血压、冠心病、糖尿病等，身体状况较差，如果前列腺癌分化较好，局限于前列腺，临床分期较早，也不一定要接受治疗，治疗所带来的副作用反倒可能造成更大的危害。近来有资料显示，对于部分早期的前列腺癌患者进行内分泌治疗，反而可能会降低患者的生存率
结语		前列腺癌早期诊断、早期治疗是非常重要，但是，这并不是说前列腺癌一旦确诊就一刻也不能耽误，必须马上治疗

111. 前列腺癌的典型表现有哪些

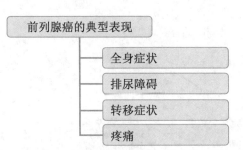

前列腺癌的典型表现		
	全身症状	由于疼痛影响了饮食、睡眠和精神，经长期折磨，全身状况日渐虚弱，消瘦乏力，进行性贫血，恶病质或肾功能衰竭，这就是前列腺癌的典型症状
	排尿障碍	80%的病人由癌灶引起进行性排尿困难、尿流变细或尿流偏歪，或尿流分叉、尿程延长、尿频、尿急、尿痛、尿意不尽感等，严重时发生尿滴沥及尿潴留。血尿病人只占3%
前列腺癌的典型表现	转移症状	约有 1/3 甚至 2/3 的病人在初次就医时就已有淋巴结转移，多发生在骨骼内、骨骼外、腰部、腹股沟等部位，可引起相应部位的淋巴结肿大及下肢肿胀。血行转移多见于骨骼和内脏
	疼痛	腰部、骶部、臀部、髋部疼痛，骨盆、坐骨神经痛是常见的前列腺癌的典型症状，剧烈难忍。可能由于癌灶转移至骨骼或侵犯神经或肾积水、肾感染所致。约 31%的病人发生疼痛
结语	这些都是前列腺癌的主要症状	

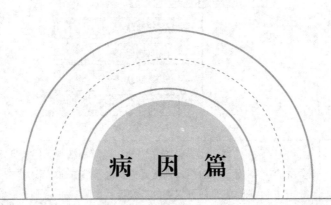

病 因 篇

112. 前列腺癌的病因有哪些

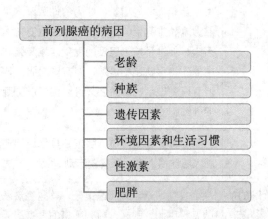

前列腺癌的病因		
	老龄	前列腺癌主要发生于老年人，年轻人很少有人得前列腺癌，超过 50 岁以后前列腺癌发病率明显增加，随着年龄增长，80 岁以后潜伏性前列腺癌的发病率高达 50%
	种族	西方前列腺癌的发病率和死亡率是亚洲人的数倍，黑人和白人又不一样；潜伏性前列腺癌的发病率各种族间没有差异，但临床型前列腺癌的发病率在各种族间则有很大的差异，都说明种族因素的作用
	遗传因素	如果家族中的父辈或兄弟中有人得前列腺癌，那么患前列腺癌的风险是无家族史的数倍
	环境因素和生活习惯	研究者发现，环境因素和生活习惯对前列腺癌发病的影响也十分明显。一个明显的例子就是，亚洲人移民欧美后，其后代前列腺癌的发病率明显上升，这可能与环境改变以及饮食生活习惯等的改变有关

前列腺癌的病因	性激素	性激素与前列腺癌的发病关系密切，其实老龄男性易于发生前列腺癌的原因又和老年人体内性激素代谢紊乱直接相关。随着年龄的增长，体内的性激素水平一直在发生变化，雌激素和雄激素的比例也持续发生变化，这些变化结合其他因素，促进了前列腺癌的发生。雌激素在前列腺癌发生发展中的作用目前还不清楚，对有些患者，雌激素有治疗作用，但有研究显示，雌激素又可以促进前列腺癌细胞的生长以及促进细胞的恶变
	肥胖	肥胖者更容易得前列腺癌，具体原因还没有阐明，可能与胖人脂肪摄入多，不喜欢运动有关
结语		我国的前列腺癌发病率近年来飞速上升，有些经济发达的地区已成为泌尿系统最常见的恶性肿瘤，那么，前列腺癌的发病原因是什么呢？发病率的快速上升，是否事出有因呢？癌的发生是一个十分复杂的过程，人们目前还难以完全阐明。但是，随着人们对前列腺癌研究的深入，一些有关前列腺癌发生的因素已经得到确认

113. 前列腺癌发病与感染有何关系

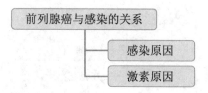

前列腺癌与感染的关系	感染原因	人类长期处在慢性的细菌或者是病毒的感染环境中，很大程度上会增加患前列腺癌的机会。年龄较大的患者往往也是患此病的高危人群，所以，年龄较大者要注意此病的预防，以免影响自己的健康
	激素原因	事实上，很大一部分患者前列腺癌细胞表面出现了男性激素的接受器，一旦失去了男性激素的刺激，癌细胞就会逐渐萎缩退化。男性激素分泌过多的人，会增加患前列腺癌的机会
结语		感染是造成前列腺癌发病的主要原因

114. 前列腺癌有哪些病理变化

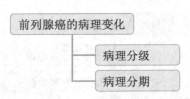

前列腺癌的病理变化	病理分级	前列腺癌的分级方法很多，但大多数的分级方法很难广泛被接受。目前较常使用的分级方法有 Broders 分级、Anderson 分级、Mostofi 分级、Gleason 分级和 Mostofi Schroeder 分级等。世界卫生组织（WHO）建议使用 Mostofi 分级，这种分级方法较为简单且易于使用 **Mostofi** 分级系统是从核的异型性和腺体的分化程度两方面对肿瘤的恶性程度作出判断。核的异型性是指核的大小、形状、染色质分布和核仁的变化而言，分轻度（核分级 I 级）、中度（核分级 II 级）、重度（核分级 III 级）；腺体的分化程度分四级：高分化是指肿瘤由单纯的小腺体或单纯的大腺体组成；中分化指由复杂的腺体、融合的腺体或筛状腺体组成的肿瘤；低分化是指肿瘤主要为散在的或成片的细胞构成，有很少的腺体形成；未分化指肿瘤主要由柱状或条索状或实性成片的细胞组成。在描写分级时要兼顾细胞学特征和腺体结构。如低分化腺癌（核分级 II 级）
	病理分期	前列腺癌的病理分期与临床分期密切相关，目前有四种不同的前列腺癌病理分期系统在临床上应用。病理分期是以临床分期为基础，只在分期前加 P 即可。四种分期系统为 ABCD 系统、TNM 系统、OSCC 系统和超声分期系统。在这四种中以前两种应用最多，而 TNM 系统分期详细，且为国际抗癌协会推荐使用的病理分期系统
结语		当前列腺癌诊断确立后，就必须从癌的分级及分期中寻找影响预后的因素。一种好的分级方法对于判断预后有很大帮助

115. 前列腺癌有哪些临床表现

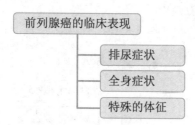

前列腺癌的临床表现		
前列腺癌的临床表现	排尿症状	排尿症状包括排尿困难、尿线细、尿线无力、排尿中断等，如前面所述，前列腺癌只有长大到一定体积才会出现排尿障碍，小的较早期的前列腺癌不会压迫尿道，因此也不会出现排尿症状 　　少数患者会有血尿、血精等。这是因为癌细胞侵犯后尿道膀胱颈部而出现血尿。前列腺液是构成精液的重要成分，因此有些前列腺癌患者会有血精，癌细胞侵犯精囊也会有血精出现。由于前列腺癌导致前列腺组织大量破坏，前列腺炎又是精液的重要组成部分，一些前列腺癌的患者精液量会明显减少
	全身症状	全身乏力、低热、贫血等全身症状，也没有特异性，但有这些症状说明已进入晚期。如果出现骨转移则会有骨痛，甚至因骨破坏而出现骨折
	特殊的体征	多数前列腺癌患者可以在进行直肠指诊时，扪及可疑的结节，往往为质硬的孤立结节，中晚期的患者，可以发现整个前列腺都十分坚硬，以前有教科书以"硬如磐石"来说明前列腺癌的特征 　　经直肠 B 超也可以发现一些异常的结节，准确性更高，对有些肛诊难以发现的结节，它也能发现。前列腺 MR 检查也是发现前列腺癌的利器，可以发现较早期的前列腺癌 　　PSA 检查等异常升高，这是筛查前列腺癌最重要也是最常用的一个指标。后面会详细阐述 PSA 诊断前列腺癌的作用
结语		很多患者被告之确诊为前列腺癌时，非常吃惊，总是说我没有任何感觉，怎么会得前列腺癌呀，而且还是晚期。其实，这就是前列腺癌的特点之一：没有特异症状，进展隐蔽，一旦发现，多数已属于中晚期

116. 前列腺癌为什么会导致排尿困难，尿频、尿急、血尿

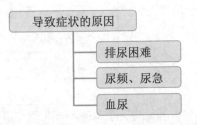

导致症状的原因	排尿困难	人类的前列腺生长位置比较特殊，位于膀胱的出口，后尿道从前列腺中穿过，因此，这种特殊的结构就造就了前列腺疾病与排尿症状的密切关系。前列腺癌患者由于前列腺癌细胞的生长，在前列腺内部形成肿块，肿块足够大则会压迫尿道，增加后尿道的压力，引起排尿困难。由于前列腺癌组织十分坚硬，而且缺乏平滑肌组织，因此晚期的前列腺癌导致的排尿困难，不同于前列腺增生引起的排尿困难，服用哈乐、高特灵等药物可能并不能奏效。对于较大的前列腺癌已经侵犯膀胱颈部，致使膀胱颈部在排尿时难以有效开放，也是排尿困难的原因之一。前列腺癌也会导致急性尿潴留，但是由于前列腺癌组织十分坚硬，往往导尿困难，从而被迫行膀胱造瘘
	尿频、尿急	有些前列腺癌患者会表现为尿频、尿急，这和膀胱功能的变化有关系，往往是继发于排尿困难的一个症状。前列腺癌进展缓慢，可能经过很长时间的发展，因此，在它的发展过程中，如果我们没能及时发现它，就会出现越长越大，压迫后尿道，引起排尿困难，膀胱为了尽可能的排空尿液，就要努力收缩，久而久之，就会出现膀胱功能的改变，比如逼尿肌增生，逼尿肌功能紊乱，出现无抑制的收缩，也就是说，在膀胱内尿液较少，膀胱在它不该排尿的时候由于逼尿肌功能异常，往往就会出现逼尿肌的兴奋，从而频繁产生尿意，甚至非常急迫地要排尿，少数人还会出现尿失禁。由于排尿困难，很多人残余尿较多，易于发生尿路感染，也会有尿频、尿急、甚至尿痛，因此出现上述症状，应排除尿路感染的存在

导致症状 的原因	血尿	一般来讲，前列腺癌不会有血尿。因为前列腺癌主要发生于外周带，也就是说，远离尿道的区域。一旦出现血尿，说明前列腺癌组织已经侵犯后尿道或膀胱颈部，已属于中晚期了。已经穿透后尿道或膀胱颈部的癌组织，暴露于尿液中，由于癌组织较脆，就会像膀胱癌一样出现血尿，但是前列腺癌很少出现全程血尿，往往表现为初始血尿，也就是说，在排尿开始时出现血尿，中后段的尿液则正常，也有部分患者出现终末血尿，就是在排尿快结束时出现血尿，甚至排尿终末时出现滴血
结语		很多患者被告之确诊为前列腺癌时，非常吃惊，总是说我没有任何感觉，怎么会得前列腺癌呀，而且还是晚期。其实，这就是前列腺癌的特点之一：没有特异症状，进展隐蔽，一旦发现，多数已属于中晚期

117. 前列腺癌为什么会导致骨头痛

导致骨痛原因

前列腺癌易于往骨骼系统转移

严重并发症是骨折

导致骨痛原因	前列腺癌易于往骨骼系统转移	前列腺癌一个非常重要的特点是易于向骨骼系统转移，骨转移的好发部位最多见的是椎骨，尤其胸腰椎，其次是骨盆和肋骨，到了晚期则会出现于颅骨、股骨、肱骨、胸骨等。它在骨骼里停留，先激活破骨细胞进行骨质破坏，接下来，成骨细胞再形成新骨，由于肿瘤形成的新骨在结构上与正常的骨质不同，骨转移会严重损害骨的原有功能，包括承重功能等，骨质破坏的结果以及骨功能的丧失，往往导致顽固性疼痛，患者被迫固定于某一个特殊体位，以减少骨痛部位的应力而导致的疼痛。骨质破坏范围较大时，由于大量骨破坏，钙大量释放，会导致高钙血症，少数患者甚至是致命性的高钙，因此广泛骨转移的患者，检测骨钙磷十分重要
	严重并发症是骨折	骨转移另一个严重并发症是骨折，由于骨转移部位的骨功能很差，原本正常的动作由于应力的改变，可能会造成病变部位自发骨折。对于椎骨转移的患者，椎骨压缩性骨折或异常新骨增生压迫脊髓，导致脊髓的损害，出现截瘫、大小便失禁等并发症，严重影响患者生活质量
结语		如果前列腺癌患者以骨痛为首发症状，这不是一个好现象，说明癌细胞已经转移进入骨头里面，也就是说，前列腺癌已进入晚期，90%的晚期前列腺癌首发症状是骨痛，通常出现在确诊前几天甚至几个月。同样，已经确诊前列腺癌的患者如果在治疗期间出现骨痛，提示我们，前列腺癌已经在治疗期间进展，治疗可能面临失败

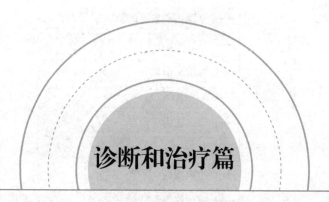

诊断和治疗篇

118. 如何诊断前列腺癌

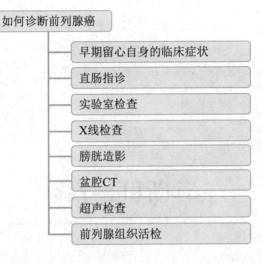

如何诊断前列腺癌	早期留心自身的临床症状	如出现类似前列腺增生的有关症状，如：尿频、排尿困难、夜尿、尿流缓慢、甚至尿潴留，排尿困难占 40%，尿流缓慢占 40%，主要表现为尿路梗阻症状
	直肠指诊	直肠指诊是诊断前列腺癌的重要方法，对癌的诊断及分期均有意义，通过注意前列腺的大小、外形、有无不规则结节、腺体扩展程度、中央沟情况、腺体活动度、硬度。早期前列腺癌患者常无症状，而大多数的直肠指诊时可发现异常。一般来说，直肠指诊时，如早期可摸到质地坚硬如石的癌硬结节；如果是癌症浸润面积大，可能硬结区有的地方会较软，但一般能摸到有异常现象
	实验室检查	①酸性磷酸酶测定：65%的早期前列腺癌患者，如有远处转移的此值会增高。无远处转移的也有 20%的人会增高。如果用免疫化学的方法检测酸性磷酸酶，如有远处转移者 80%会增高 ②前列腺特异性抗原（PSA）：PSA 仅存正常或肥大的前列腺及前列腺癌组织中，而人体其他组织中未发现这种特异性较高的物质。所以"PSA"可作为前列腺癌的指标而去做判断

如何诊断前列腺癌	X线检查	骨盆和腰椎是早期转移最常见的部位。最典型征象是成骨性表现，但有时也有溶骨现象
	膀胱造影	前列腺癌患者缺乏正常前列腺曲线，伴有尿道僵硬狭窄，当膀胱受侵犯时，膀胱底部可见不规则充盈缺损
	盆腔CT	当腺体内结节增大时，CT诊断才有意义
	超声检查	B超连续对比观察图像对诊断是有帮助的
	前列腺组织活检	经直肠或会阴前列腺穿刺活检，便于早期诊断。其假阳性率为12%，其诊断率是很高的
结语		前列腺癌通常没有特殊的症状，尤其早期的前列腺癌，往往没有任何症状提示人们注意它的存在，到出现排尿症状，甚至血尿等疾病往往已经进展。但是，对于晚期肿瘤，由于肿瘤多向骨转移，骨痛往往是它的首先表现出来的症状，较多的是后背疼痛，因此，对于老年男性，如果莫名其妙出现骨痛，尤其顽固性骨痛，就要当心这个老年杀手出现。尽快到医院进行PSA、前列腺超声等检查

119. 前列腺癌需要哪些实验室检查

```
前列腺癌的实验室检查
        ├── 血清前列腺特异性抗原（PSA）检查
        └── 血清酸性磷酸酶检查
```

前列腺癌的实验室检查	血清前列腺特异性抗原(PSA)检查	血清前列腺特异性抗原（PSA）升高，但约有 30%的患者 PSA 可能不升高，只是在正常范围内波动（正常范围＜4.0ng/ml）如将 PSA 测定与直肠指诊（DRE）结合使用会明显提高检出率
	血清酸性磷酸酶检查	血清酸性磷酸酶升高与前列腺癌转移有关，但缺乏特异性。近年用放射免疫测定可提高其特异性。前列腺酸性磷酸酶单克隆抗体，前列腺抗原测定有待提高其特异性。C 期前列腺癌 20%～70%有酸性磷酸酶升高，有淋巴结转移亦升高，如果持续升高则肯定有骨转移。血清酸性磷酸酶，前列腺酸性磷酸酶升高者在手术后下降，是预后较好的象征。在包膜内的前列腺癌酸性磷酸酶由前列腺细胞分泌，经前列腺导管排泄，前列腺癌时，癌细胞产生的酸性磷酸酶无导管排出或导管被癌病变梗阻，酶吸收入血循环，以至酸性磷酸酶升高
结语		前列腺癌的实验室检查主要有以上两种手段

120. 前列腺癌需要哪些影像学检查

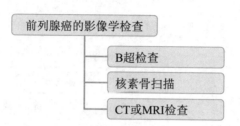

前列腺癌的影像学检查	B 超检查	B 超检查前列腺内低回声结节，但需与炎症或结石相鉴别
	核素骨扫描	核素骨扫描较 X 线片可以更早提示病灶转移
	CT 或 MRI 检查	CT 或 MRI 检查可显示前列腺形态改变、肿瘤及转移。前列腺癌的主要 CT 表现为增强扫描时癌灶呈现增强不明显的低密度区，被膜显示不规则，腺体周围脂肪消失，精囊受侵犯后可表现出精囊境界模糊，膀胱精囊角消失或精囊增大；当肿瘤侵犯膀胱或前列腺周围器官时，盆腔 CT 均可出现相应的改变，当盆腔淋巴结有肿瘤转移后，CT 可以根据盆腔淋巴结群体大小的改变，判断有无转移发生 前列腺癌的 MRI 检查主要选用 T2 加权序列，在 T2 加权像上，如高信号的前列腺外周带内出现低信号的缺损区、前列腺带状结构破坏、外周带与中央带界限消失，应考虑前列腺癌
结语		前列腺癌的影像学检查主要有以上三种手段

121. 诊断前列腺癌的常用方法有哪些

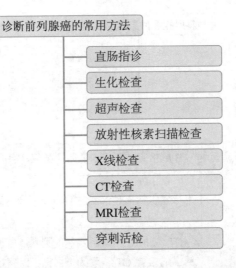

诊断前列腺癌的常用方法	直肠指诊	直肠指诊即平常俗称的"肛指"，缩写为"DRE"。前列腺直肠指诊是诊断前列腺癌的主要方法。在 80%的病例中可获得诊断。对 45 岁以上的病人做直肠指检普查可早期发现前列腺癌并可提高手术率
	生化检查	酸性磷酸酶（ACP）测定、骨髓酸性磷酸酶（BMAP）测定、前列腺特异抗原（PSA）、精浆蛋白（r-Sm）测定、血清肌酸激酶（CK-BB）测定、碱性磷酸酶测定、相对酶指数、癌胚抗原（CEA）、激素受体测定、免疫蛋白分析、乳酸脱氢酶同工酶（LDH）的检查、尿内多胺物质测定、尿液生化羟脯胺酸测定、血浆锌测定和维生素 A/锌的比值。在上述生化指标中，PSA 是敏感性、特异性最高的前列腺癌标记物，临床上最为常用
	超声检查	超声检查前列腺疾病具有方便、价格相对较低的特点，是检查前列腺癌最普通的手段，特别是经直肠超声检查（TRUS），因超声探头紧靠前列腺，从不同强度的回声区可以得到较精确的声像图，能显示前列腺内部结构，特别是可用来引导穿刺活检，提高了前列腺癌的检出率，应用很广泛

诊断前列腺癌的常用方法	放射性核素扫描检查	即通常所称的 ECT 检查，ECT 全身骨显像是诊断骨转移癌最灵敏和最简便的方法
	X 线检查	早年用于诊断前列腺癌骨转移及肺转移情况。随着 CT、MRI 及 ECT 检查的普及，现已不常用
	CT 检查	CT 检查可确定前列腺癌的浸润程度。但是 CT 检查具有一定的局限性，因为前列腺癌病灶本身的密度与正常腺体相似，且 CT 检查不能清晰显示前列腺的外周带、中央带及移形带的分隔，故诊断率较 MRI 低。因此 CT 检查常用于评价新诊断的前列腺癌病例的淋巴结转移情况
	MRI 检查	MRI 检查可显示前列腺及周围组织的病变程度。MRI 有较好的组织分辨率和三维成像的特点，是目前检测前列腺癌最好的影像学检查方法
	穿刺活检	穿刺活检即通过穿刺得到一定量的前列腺活组织，制成切片后在显微镜下直接、直观的观察组织的病理学组织学表现，判断肿瘤的存在以及肿瘤的分级，此外也可以在此基础上进行免疫组化等检查。穿刺活检是诊断前列腺癌的"金标准"
结语		目前，前列腺癌的诊断方法虽然不断改进，但仍无单一最敏感、最可靠的方法。在筛选病人时应从简到繁，先考虑无损伤检查，后考虑创伤检查。对可疑病例以前列腺活组织检查最为可靠

122. 怀疑前列腺癌时如何做直肠指诊

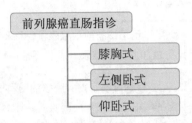

前列腺癌直肠指诊	膝胸式	适于检查男性病人，尤适于做前列腺及精囊的检查，而且也是检查肛门、直肠的较好体位
	左侧卧式	适用于检查女性病人，男性病人亦可采用
	仰卧式	有腹腔疾患或不便于改换体位时可用此式，对身体虚弱者尤为适用。医生右手经病人右大腿下进行检查，同时可将左手置于耻骨上以协助检查。医生以指尖轻轻地在肛门口处按摩片刻，使其适应，并嘱患者张口呼吸，全身放松，使肛门括约肌松弛，然后将右手食指徐徐插入肛门，触摸肛门、肛管和直肠的各部位
结语		前列腺位于直肠的前方，通过直肠的前壁可以触及前列腺，并且可以通过触诊了解前列腺的大小、形态、质地、有无结节等信息。在体检中，直肠指诊是发现诊断前列腺癌的最有帮助的第一线检查，通过认真的 DRE 可以检测到早期的前列腺癌，增加了发现病变局限于包膜内、可治愈的前列腺癌的可能性。前列腺癌的指诊表现为腺体增大、结节坚硬、高低不平、中央沟消失、腺体固定。此外直肠指诊是无创的体格检查，不增加患者的经济负担，是诊断前列腺癌的简单有效的检查手段。检查时，医生右手戴上消毒手套，食指和病人肛门外部都涂上一些润滑油或凡士林，现一般常用液体石蜡油

123. 肛诊发现前列腺有结节怎么办,肛诊正常就能高枕无忧吗

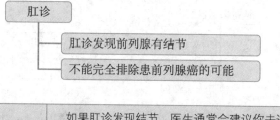

肛诊	肛诊发现前列腺有结节	如果肛诊发现结节,医生通常会建议你去进行 PSA 检查或经直肠超声检查,以获取鉴别诊断的更多证据,但是一般来讲肛诊发现前列腺有结节,不论 PSA 是否异常,均应进行 B 超引导下的前列腺穿刺活检检查,以明确结节的性质。但是也不必紧张,并不是所有的前列腺结节都是前列腺癌,慢性前列腺炎等良性疾病也会有结节。但因为前列腺癌常表现为前列腺结节,所以慎重对待,通常医生会建议发现前列腺结节的患者接受前列腺穿刺活检
	不能完全排除患前列腺癌的可能	如果肛诊检查发现前列腺的大小、质地正常,未触及明显的结节,仍不能完全排除患前列腺癌的可能,仍然要进行 PSA 以及超声检查等。因为早期的前列腺癌可能因为病灶较小且局限,不能被指诊所探及。而且医生指诊仅能触及与直肠壁相邻的前列腺组织,还有部分组织难以被扪及,因此如果血清 PSA 检查以及经直肠超声等检查仍发现异常,达到穿刺指征的情况下,建议行前列腺穿刺活检以明确诊断
结语		直肠指诊(DRE)就是医生用一个手指头伸进患者的肛门,以检查疾病的一种简便易行却非常重要的临床检查方法

124. 如何选好肛诊与 PSA 检查的时机，做过普通经体表 B 超为何还要做经直肠 B 超

```
前列腺癌检查
    ├── 如何选好肛诊与PSA检查的时机
    └── 做经直肠B超的原因
```

前列腺癌检查	如何选好肛诊与PSA检查的时机	PSA 的检测值受到很多因素的影响，比如，肛诊检查因为对前列腺进行了挤压，常造成 PSA 的升高，因此为取得相对准确的结果，应掌握好检测 PSA 的时机。PSA 检测应在前列腺按摩后 1 周，直肠指检、膀胱镜检查、导尿等操作 48 小时后，射精 24 小时后，前列腺穿刺 1 个月后进行。PSA 检测时应无急性前列腺炎、尿潴留等疾病。发热也会对 PSA 造成影响。如果有以上情况出现，应适当间隔一段时间再进行 PSA 检查
	做经直肠 B 超的原因	经腹部体表 B 超检查虽能判断前列腺的大小等信息，但是由于腹壁肌肉、肠道的影响，不能清楚地采集前列腺的回声，因此对判断前列腺结节并不具优势。解剖上前列腺同直肠相毗邻，经直肠前壁可以清楚地触及前列腺，因此经直肠超声能更清楚地展现前列腺及其内部的结节的超声影像，提高前列腺超声检查的准确度，从而帮助疾病的诊断
结语		PSA 的检测值受到很多因素的影响，因此为取得相对准确的结果，应掌握好检测 PSA 的时机

125. 哪些因素会影响 PSA 检查的结果，会出现误差吗

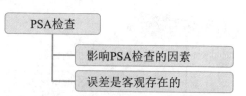

PSA 检查		
	影响 PSA 检查的因素	前列腺按摩、直肠指检、经膀胱检查、导尿操作、前列腺穿刺以及射精等行为都会对 PSA 值产生影响。此外急性前列腺炎、尿潴留、发热等情况下 PSA 值也会异常升高。进行 PSA 检测时，要注意排除这些因素的干扰，如果近期有以上情况，应和医生说明，选择合适的时机，以获取尽可能准确的 PSA 数值。有些药物也会影响 PSA 的检测值，因此，如果在长期服用某些药物，要告知医生
	误差是客观存在的	任何检查都会出现误差。结合其他临床信息综合判断以及重复检查可以降低误差对诊断和治疗的影响。对于偶尔一次的 PSA 异常，不要过于惊慌，尤其是已经确诊前列腺癌在接受内分泌治疗的患者，可短期内复查以获取相对准确的结果，但是如果几次检查都升高，应高度警惕。对于尚未诊断为前列腺癌而进行 PSA 筛查的患者，如果发现 PSA 异常，应到专科医生处就诊
结语		如果肛诊及超声等检查都正常，可短期复查 PSA，若仍异常，则需要进行前列腺穿刺活检。如果肛诊或超声等发现异常，应高度警惕，及时活检

126. 为何要做前列腺穿刺活检，要打麻药吗，穿刺前要做哪些准备

```
前列腺穿刺活检
    ├── 前列腺穿刺活检的目的
    ├── 前列腺穿刺时不麻醉
    └── 前列腺穿刺前的准备
```

前列腺穿刺活检	前列腺穿刺活检的目的	前列腺穿刺活检的最主要的目的是明确诊断。只有通过前列腺穿刺活检取得组织标本，才能获得病理诊断结果，包括前列腺癌的分化以及评分等，这是确诊前列腺癌必需的步骤。在 TRUS 引导下在前列腺以及周围组织结构寻找可疑病灶，并能初步判断肿瘤的体积大小。但在前列腺癌诊断特异性方面较低，发现一个前列腺低回声病灶要与正常前列腺、BPH、PIN、急性或慢性前列腺炎、前列腺梗死和前列腺萎缩等鉴别。在 TRUS 引导下进行前列腺系统性穿刺活检，是前列腺癌诊断的主要方法
	前列腺穿刺时不麻醉	一般地，国内开展前列腺穿刺时不麻醉。前列腺穿刺活检带来的不适包括 2 部分，一是因为要将超声探头以及穿刺枪置入直肠，引起不适，这类似于肛诊引起的不适，大多可以耐受；二是穿刺针经过直肠壁刺入前列腺引起的不适。前列腺穿刺针较细，且进针迅速瞬间完成，因此在患者平静、放松的情况下对患者产生的痛苦较小，一般可以耐受。也有少数医院开展局麻下的穿刺活检，包括直肠内注入麻醉凝胶，肛门两侧的阻滞麻醉等，但效果并不理想。少数病人在穿刺后仍然会主诉有局部疼痛，可口服止痛药治疗

前列腺穿刺活检	前列腺穿刺前的准备	前列腺穿刺前需要相应的准备。首先要在门诊或病房进行常规的验血检查，判断患者是否存在贫血、血小板减少、出血倾向等穿刺的禁忌征象。如果在服用阿司匹林等影响凝血的药物，要停药 1 周以上，否则穿刺后会导致大出血。对于老年患者心电图检查也是必要的。此外，患者应在穿刺前的几天（一般为 3 天）连续口服抗生素预防穿刺后感染，因直肠内以大肠埃希菌和厌氧菌为主，因此，抗生素常以甲硝唑等服用。在穿刺前夜，患者应在晚饭后禁食，并且服泻药排空大便作为肠道准备。穿刺前医生和护士等人员会对患者及家属进行相关健康教育，并进行知情同意的谈话签字
结语		前列腺系统性穿刺活检是诊断前列腺癌最可靠的检查

127. 前列腺癌有哪些治疗方法

```
前列腺癌的治疗方法
    ├── 观察等待治疗
    ├── 前列腺癌根治性手术
    ├── 前列腺癌外放射治疗
    ├── 前列腺癌近距离照射治疗
    └── 前列腺癌内分泌治疗
```

前列腺癌的治疗方法	观察等待治疗	也就是主动监测前列腺癌的进程，在出现病变进展或临床症状明显时给予其他治疗。仅适于少数肿瘤分期较低、分化较好、患者年高或预期寿命较短的患者
	前列腺癌根治性手术	是治疗早期或部分中期前列腺癌患者达治愈效果的最主要手段。主要包括传统的经会阴或经耻骨后以及腹腔镜前列腺癌根治术
	前列腺癌外放射治疗	也就是我们通常意义上的放疗
	前列腺癌近距离照射治疗	也就是把放射性的粒子植入前列腺内杀灭肿瘤细胞的方法
	前列腺癌内分泌治疗	包括去势治疗和雄激素阻断治疗。其中去势治疗又包括手术去势（切除双侧睾丸）和药物去势［如醋酸亮丙瑞林（抑那通）、醋酸戈舍瑞林（诺雷得）］。目前，去势加抗雄药物最大限度地阻断雄激素的作用即所谓的"全雄阻断"是目前最常用的也是效果最好的内分泌治疗手段
结语		随着医疗技术和医疗设备的不断发展，现在用于治疗前列腺癌的方法众多，大体分为手术疗法和非手术疗法。对于某些患者，一些非手术疗法可达到与手术疗法相当的结果

128. 如何选择正确的治疗方法治疗前列腺癌

```
选择正确的治疗方法
            ├── 选择观察等待治疗
            ├── 选择前列腺癌根治手术
            ├── 选择前列腺癌外放射治疗
            ├── 选择前列腺癌近距离照射治疗
            └── 选择内分泌治疗
```

选择正确的治疗方法	选择观察等待治疗	一般来说，选择观察等待治疗的仅仅适合那些低危险前列腺癌（PSA 4～10ng/ml，Gleason 评分≤6，临床分期≤T_{2a}）的患者，或者是预期寿命较短，以及其他治疗伴随的并发症大于延长寿命和改善生活质量的情况的患者
	选择前列腺癌根治手术	对于预期寿命长，健康状况良好，没有严重心肺疾病的早期和部分中期前列腺癌患者可以考虑采用前列腺癌根治手术
	选择前列腺癌外放射治疗	前列腺癌外放射治疗由于不同的治疗目的，适合几乎所有分期的患者，国内主要用于晚期患者的治疗
	选择前列腺癌近距离照射治疗	前列腺癌近距离照射治疗只适合早期、肿瘤恶性程度相对较低，同时 PSA＜10ng/ml 的患者，这种方法在国外应用较为成熟，据临床研究表明，部分患者应用这种方法甚至可达到前列腺癌根治手术的效果
	选择内分泌治疗	内分泌治疗通常适用于晚期前列腺患者，或者属于早中期但因各种原因不能行前列腺癌根治术的患者，以及行根治术后又复发的患者
结语		前列腺癌的治疗方法很多，具体方法的选择应根据每个患者的具体情况而言。一旦确诊为前列腺癌，应该听从医生的建议，根据每个人的具体病情采用最合适的治疗方案

129. 所有的前列腺癌都可以进行根治手术吗

所有的前列腺癌都可以进行根治手术吗
适合手术的情况
不适合手术的情况

所有的前列腺癌都可以进行根治手术吗	适合手术的情况	对很多早期患者能达到治愈的效果。随着医生手术技术的不断改进以及手术设备的不断更新，越来越多的前列腺癌患者因尽早施行了根治性手术而取得了满意的治疗效果
	不适合手术的情况	并不是所有的前列腺癌的患者都可以进行根治性手术。能不能做这样的手术，是有一定条件的，也就是医生们通常所说的手术指征。一般来说，只有符合以下条件的患者，医生才会考虑行前列腺癌根治术：患者的预期寿命≥10 年，身体状况良好，没有严重的心肺疾病，同时属于肿瘤局限在前列腺包膜以内的早期前列腺癌。但是，需要指出的是，有些患者即使符合上述条件，但血 PSA 较高（>20ng/ml）或肿瘤的恶性程度较（Gleason 评分≥8），则行前列腺癌根治术效果欠佳，一般术后需要加以辅助治疗 有些患者一旦诊断为前列腺癌，即使达不到手术指征，也强烈要求医生施行"彻底的根治性手术"，其实这样是非常不明智的。因为手术本身是有风险的，达不到手术要求而勉强手术，不仅不能彻底切除癌细胞，反而会加快肿瘤的进展，或者在手术中以及手术后出现严重的心肺并发症，甚至死亡，这样做是得不偿失的
	结语	通常，一旦诊断为恶性肿瘤，大部分人的第一反应就是能不能手术。的确，前列腺癌根治手术是治疗前列腺癌非常有效的一种方法，这种手术能尽可能彻底地切除肿瘤，对很多早期患者能达到治愈的效果

130. 什么是前列腺癌根治手术

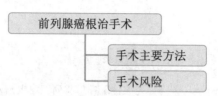

前列腺癌根治手术	手术主要方法	由于前列腺的特殊解剖位置，前列腺癌根治术的手术操作难度大，术中、术后可能出现较多并发症，是泌尿外科专业中最难的手术之一 前列腺癌根治手术主要是把整个前列腺完整的切除，然后把膀胱和尿道直接缝合起来，同时需要切除的还有双侧精囊、双侧输精管壶腹段、膀胱颈部以及盆腔淋巴结
	手术风险	尽管前列腺癌根治术治疗效果好，但是手术风险也较大，可能产生的手术并发症较多，包括手术中大出血、损伤直肠、手术后尿失禁、排尿困难、性功能障碍等。当然，随着技术的不断改进和医生熟练程度的提高，并发症的发生率也逐步减少。绝大部分施行该手术的患者，都能达到满意的疗效
结语		前列腺癌根治术是治疗预期寿命超过 10 年的早期前列腺癌的首选方法。传统的开放式前列腺癌根治术已经有上百年的历史，在欧美国家应用十分普遍，在国内的应用也越来越广泛。包括传统的经会阴、经耻骨后以及近年发展较快的腹腔镜前列腺癌根治术

131. 开放性耻骨后手术和腹腔镜手术效果一样吗

> 开放性耻骨后手术和腹腔镜手术效果一样吗
>> 开放性耻骨后前列腺癌根治术特点
>> 腹腔镜手术的特点

开放性耻骨后手术和腹腔镜手术效果一样吗	开放性耻骨后前列腺癌根治术特点	开放性耻骨后前列腺癌根治术已经有上百年的历史，是最为经典的前列腺癌根治性切除方法，也是目前国内外绝大多数医生所采用的手术方法。由于前列腺的位置比较特殊，传统开放手术操作比较困难
	腹腔镜手术的特点	腹腔镜下前列腺癌根治术是近十几年来逐渐发展起来的。腹腔镜手术的优点在于创伤小，手术后恢复更快，但术中和术后并发症相对较多，相对传统开放手术，腹腔镜手术操作比较复杂，对医生的技术要求更高
结语		就治疗前列腺癌的效果而言，这两种手术方法并没有显著的差别，都能将肿瘤彻底切除

132. 前列腺穿刺活检后为什么要等6～8周以后才进行手术

前列腺穿刺活检后要等6～8周后才进行手术

前列腺出血水肿

前列腺癌本身发展较慢

前列腺穿刺活检后要等 6～8 周后才进行手术	前列腺出血水肿	行前列腺穿刺后，前列腺及周围组织出血水肿、发生炎症反应，前列腺与周围正常组织粘连严重。若马上手术，则会出现解剖层次不清晰，手术当中不容易把前列腺与直肠等周围组织完整地分离开，从而导致损伤以及切除不彻底等后果。穿刺后大约 6～8 周，炎症、水肿会逐步消退，前列腺周围组织基本恢复正常解剖关系，此时再施行手术，能使手术更顺利地进行，手术效果也更好
	前列腺癌本身发展较慢	由于前列腺癌本身属于发展较慢的一种肿瘤，这一段等待时间并不会增加肿瘤明显进展的机会，所以，这一段时间的等待是必要的，正所谓"磨刀不误砍柴工"，这并没有贻误时机
结语		当患者经前列腺穿刺证实为前列腺癌后，如果经医生的评估可以施行前列腺癌根治术，通常医生会等 6～8 周以后再进行手术

133. 前列腺癌根治术后是否会丧失性功能

前列腺癌根治术后一般不会丧失性功能
传统的前列腺癌根治手术
保留性功能的前列腺癌根治术

前列腺癌根治术后一般不会丧失性功能	传统的前列腺癌根治手术	阴茎的勃起功能是受勃起神经支配的。在前列腺的两边后外侧方，各有一个叫作"神经血管束"的结构，支配阴茎勃起的神经就包含在这个结构当中。传统的前列腺癌根治手术为了尽可能彻底地切除肿瘤，通常会损伤"神经血管束"，从而导致大部分患者术后有勃起功能障碍
	保留性功能的前列腺癌根治术	近年来开展的保留性功能的前列腺癌根治术就是在手术当中在确保肿瘤切除彻底的前提下，尽可能地保留完整的神经血管束，很多患者术后因此而保留了性功能。但是也有一部分患者即使施行了保留神经血管束的手术，术后仍然出现勃起功能障碍，这一方面是由于神经血管束的解剖变异较多，术中受到损伤；另一方面，也有可能是手术中损伤了供应阴茎的血管或海绵体，从而导致术后阳痿
结语		前列腺癌手术非常复杂，难度很高，术后往往会产生一些并发症。术后性功能有没有影响，是很多患者最担心的问题之一。总的来说，近年来随着勃起神经保护技术的发展，大多数病人术后可保留正常的性功能，一般术后1年，3/4 的病人可恢复正常性功能

134. 何为前列腺癌的新辅助治疗

```
前列腺癌的新辅助治疗
        广义的新辅助治疗
        狭义的新辅助治疗
```

前列腺癌的新辅助治疗	广义的新辅助治疗	广义的新辅助治疗包括新辅助内分泌治疗、新辅助化疗以及内分泌治疗+化疗的新辅助治疗
	狭义的新辅助治疗	而狭义的新辅助治疗仅指新辅助内分泌治疗。我们通常所说的新辅助治疗（包括下文所述）都是指新辅助内分泌治疗。新辅助内分泌治疗是目前研究得最多，也相对成熟的，同时也是临床上主要应用的新辅助治疗方法，它包括去势治疗（包括睾丸切除术或者药物去势）、抗雄激素治疗和全雄阻断治疗。而应用最多的又是后者，即黄体生成素释放激素类似物（抑那通、诺雷德）和抗雄激素药物（氟他胺、康士德）的联合治疗
结语		新辅助治疗主要是指在行前列腺癌根治手术之前进行的一系列治疗方法。其目的主要是为了能让更多的病人达到施行前列腺癌根治术的条件，以及使施行前列腺癌根治术的患者达到更好的手术效果

135. 前列腺癌的术前新辅助治疗有什么好处

前列腺癌的术前新辅助治疗的好处
├─ 降低肿瘤的临床分期
└─ 降低手术的切缘阳性率

前列腺癌的术前新辅助治疗的好处	降低肿瘤的临床分期	由于前列腺癌能够得到治愈的唯一机会是肿瘤局限于前列腺包膜，因此，手术前的分期评估十分重要。然而，平常约有一半的患者在施行根治术前肿瘤的临床分期被低估，从而导致肿瘤切除不彻底，手术治愈率降低，术后容易复发、转移。因此，如果手术前能够尽量缩小前列腺肿瘤体积，降低肿瘤的临床分期，手术治愈的机会就会大大增加，复发的机会也就相应减少。而上文所述的术前新辅助治疗就能达到这样的效果。由于大部分前列腺癌细胞属于雄激素依赖型，也就是说肿瘤细胞的生长需要雄激素。新辅助治疗能切断前列腺癌细胞的营养供应，"饿死"那些雄激素依赖型的肿瘤细胞，从而减少肿瘤细胞的数量，缩小肿瘤体积，相应的，也就降低了肿瘤的分期。研究发现，经过 3 个月的术前新辅助治疗，有 1/3 的患者可以降低临床分期
	降低手术的切缘阳性率	评估手术效果的一个十分重要的指标就是切缘阳性率。切缘阳性也就说明肿瘤切除不彻底，术后几乎 100% 会复发。尽量降低手术切缘阳性率也是外科医生的努力方向。许多临床资料表明，前列腺癌术前新辅助治疗能明显降低手术的切缘阳性率，从而降低肿瘤复发、转移的可能性
结语		理论上，对于肿瘤局限在前列腺内的早期前列腺癌，采用前列腺癌根治术或放射治疗是可以治愈的。许多临床资料表明，前列腺癌术前新辅助治疗能明显降低手术的切缘阳性率，从而降低肿瘤复发、转移的可能性

136. 所有的前列腺癌患者都要进行新辅助治疗吗

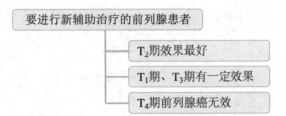

要进行新辅助治疗的前列腺患者	T_2期效果 最好	前列腺癌根据不同的进展程度分为 $T_1 \sim T_4$ 四期，其中 T_2 期行术前新辅助治疗的效果最好。也就是临床发现前列腺癌，但肿瘤局限在前列腺里面，没有侵犯到前列腺以外的组织。这类患者在施行前列腺癌根治术前进行一定时间的新辅助内分泌治疗可以明显提高手术效果，延长生命
	T_1期、T_3期有一定效果	T_1 期（B 超和肛门指诊正常，PSA 升高，经穿刺活检证实或前列腺电切术后标本病理证实有肿瘤）以及 T_3 期（肿瘤侵犯到前列腺包膜或者精囊腺）前列腺癌也有一定效果，但这两类患者术前是不是常规需要进行新辅助治疗现在尚有争议
	T_4期前列腺癌无效	而 T_4 期前列腺癌，也就是肿瘤已经侵犯到膀胱或直肠等周围组织，由于已经失去了前列腺癌根治的机会，因此也没有必要进行所谓的新辅助治疗了
结语		尽管术前新辅助治疗有诸多好处，但是并非所有的前列腺癌患者术前都要进行新辅助治疗。前列腺癌根据不同的进展程度分为 $T_1 \sim T_4$ 四期

137. 前列腺癌根治术后是否还需要其他辅助治疗

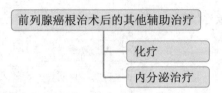

前列腺癌根治术后的其他辅助治疗	化疗	前列腺癌是否也要常规化疗或放疗呢？答案是否定的。 　　只有前列腺癌进入激素抵抗阶段，才需要进行化疗，术后即便发现肿瘤复发或发现淋巴结转移，也不需要马上化疗，而是首选内分泌治疗。具体到前列腺癌根治术后的放疗，则是部分患者的选择之一。如果根治术后病理报告为切缘阳性，那么，术后进行辅助放疗，可取得理想的效果，提高根治率。对于根治术后的大部分患者，如果切缘阴性，可不必放疗
	内分泌治疗	尽管前列腺癌根治术是治疗早期以及部分中期前列腺癌患者的最佳治疗方案，但并非所有施行该手术的患者都能达到彻底治愈的目的。相反，有相当一部分患者会出现术后复发或转移。这是因为在施行前列腺癌根治术时，一部分患者已经出现邻近淋巴结转移或者伴有微小转移灶的发生，甚至部分患者分期被低估，手术切缘阳性。据报道，根治术后标本的淋巴结阳性率可高达 20%～40%。而对于这部分患者，术后 5 年无瘤存活率不到 30%。因此，清除转移淋巴及以及微小转移灶是提高接受根治术患者预后的一项重要手段。对于这部分患者，目前认为，前列腺癌根治术后接受激素辅助治疗，可以提高远期存活率。对于切缘阳性的患者，术后给予内分泌治疗或放疗，可提高治愈率。对于那些高危前列腺癌，也就是术前 PSA 大于 20ng/ml，Gleason 评分在 8 分以上的患者，或者术中发现肿瘤已侵犯包膜等情况，术后给予辅助内分泌治疗可改善生存率，减少复发，因此这些患者术后进行辅助内分泌治疗是必要的 　　对于大部分施行根治术的前列腺癌患者，如果术前确诊术中证实肿瘤局限于前列腺内，癌分化良好，术后可不给予辅助内分泌治疗，但要严密随访
结语		前列腺癌是否也要常规化疗或放疗呢？答案是否定的。前列腺癌根治术后接受激素辅助治疗，可以提高远期存活率

138. 前列腺癌患者在等待手术期间该注意哪些事情

前列腺癌患者在等待手术期间该注意的事情
保持一个相对良好的心态
有其他系统内科疾病的患者做相应的处理
保持良好的生活习惯

前列腺癌患者在等待手术期间该注意的事情	保持一个相对良好的心态	首先应该保持一个相对良好的心态，避免过度焦虑。任何人知道自己得了癌症都不可能若无其事，担心是肯定有的，也是正常的。但是，过分的紧张和焦虑是不可取，也是没有必要的。要明确的是既然有机会手术治疗，说明还不算太晚，还是有治愈机会的。要有一个良好的心态树立战胜疾病的信心，这是非常重要的
	有其他系统内科病的患者做相应的处理	平时患有心、肺或其他系统内科疾病的患者应该到内科医生那里进行相关咨询，告诉医生自己的情况，以便内科医生根据病情调整用药或做相应的处理。比如高血压患者一定要把血压控制在一定范围之内，糖尿病患者要严格控制好血糖。对于服用阿司匹林的患者，要求术前至少停药 1 周，以免术中术后出现不易控制的出血
	保持良好的生活习惯	保持良好的生活习惯也十分重要。有吸烟习惯的患者要严格戒烟至少 2 周，不能喝酒。保持正常健康的饮食习惯，从而在术前保证相对良好的体格是必要的
结语		前列腺癌根治术是泌尿外科手术中最大的手术之一。手术对患者的心理和生理都会产生较大的创伤。而且由于前列腺癌患者多为老年人，身体各部位功能均有下降，甚至一部分患者同时合并有心、脑、肺等其他系统的疾病，因此，手术前适当的准备十分必要

139. 前列腺癌根治术后PSA仍较高是怎么回事，如何处理

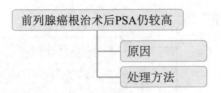

前列腺癌根治术后PSA仍较高	原因	通常，成功的前列腺癌根治术后 3 周不应该检测到 PSA，如果术后 PSA 仍然较高，说明体内仍有产生 PSA 的组织，也即残留的前列腺癌病灶。可能的原因有以下 2 种情况：一是术前肿瘤的临床分期被低估，导致手术切除不彻底。因为手术前的分期主要依据是核磁共振或 CT，但这些影像学检查只能是大致判断肿瘤的范围，有时候图像上显示正常的组织其实已经有癌细胞浸润。手术时这些含有癌细胞的组织可能就被当作正常组织保留了下来。二是病人已经有淋巴或远处转移。这同样是术前对肿瘤生长情况评估不足的问题。只有当肿瘤生长到一定的大小，影像学检查才能发现病变。而有时候癌细胞虽然已经有了远处器官的转移或者淋巴结的转移，但是不一定能在核磁共振等检查的图像上表现出来
	处理方法	前列腺癌根治术后一旦发现 PSA 仍然很高，也不用特别紧张，应当向医生提供详细的手术前后的资料，耐心、仔细地听医生分析病情，寻找 PSA 仍然较高的原因，然后再采取进一步治疗措施。具体可再采用内分泌治疗或外放射治疗，都是有明确疗效的
结语		PSA 除了在术前作为前列腺癌的重要诊断手段之一，也是术后非常重要的监测肿瘤发展情况的指标之一

140. 何谓生化复发，是否意味着肿瘤复发，其预期寿命如何，如何处理

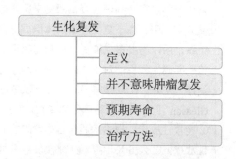

生化复发	定义	前列腺癌根治术后血清 PSA 水平连续 2 次大于等于 0.2ng/ml 为生化复发。放疗后 PSA 水平达到最低值后连续 3 次 PSA 增高是放疗后前列腺癌生化复发。通常生化复发发展到临床复发需要 8 年的时间
	并不意味肿瘤复发	生化复发并不意味着肿瘤复发，对于生化复发需经全面检查与评估来判断是否出现肿瘤复发。生化复发可以简单地认为就是前列腺癌根治术后单纯的 PSA 复发而体内肿瘤无任何进展
	预期寿命	前列腺癌接受根治术后生化复发率 27%～53%。一些关于前列腺癌根治术后 PSA 复发研究的 10 年数据显示，术后 PSA 无进展率为 47%～77%。前列腺癌术后患者 10 年生化复发率为 18%，临床局部复发率为 8%，远处转移发生率为 9%，总的 10 年复发率为 32%。前列腺癌根治术后生化复发的中位时间变化较大，由不同的病理 Gleason 分级以及复发的位置决定。总体来说，前列腺癌根治术后从生化复发发展到临床复发平均时间是 8 年。患者的预期寿命不仅与 PSA 有关，还与肿瘤的临床分期、肿瘤的病理类型有关，个体之间也存在着差异

生化复发	治疗方法	经医生诊断为生化复发后，再经医生全面评估是否发生临床复发。如临床复发则判断是局部复发，还是淋巴结转移或远处转移。放射性核素骨扫描检查可用于确定有无骨转移。肛诊异常需行肿块穿刺病理检查，即使未见异常但有证据表明生化复发的病人中，由于复发肿瘤的体积很小，活检不容易取到肿瘤组织，所以需要多点取材，可利用超声多普勒检查提高术后活检的准确性。目前对于生化复发的治疗仍有争议，可供选择的治疗方法有：①观察等待：适应于低危患者（PSA＜10ng/ml，Gleason 评分≤6 分，临床分期≤T_2a 期），PSA 生化复发的早期；②挽救性放疗：根治术后患者排除肿瘤的远处转移可给予挽救性放疗；③内分泌治疗：生化复发且有很高的临床广泛转移倾向的患者应尽早给予内分泌治疗
结语		前列腺癌根治术后血清 PSA 水平连续 2 次大于等于 0.2ng/ml 为生化复发

141. 术后尿失禁的原因有哪些，如何治疗

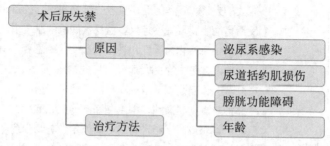

术后尿失禁	原因	泌尿系感染	术前有尿路感染未彻底控制；术前有尿潴留或膀胱造瘘未保持无菌引流及预防性应用抗生素不够；术后留置尿管时间与尿路感染呈正相关
		尿道括约肌损伤	前列腺癌患者因为肿瘤侵及等原因，术中不可避免地损伤骨盆底部的肌肉、支配膀胱的神经、尿道口的括约肌而导致术后尿失禁的发生
		膀胱功能障碍	包括膀胱逼尿肌不稳定，膀胱收缩力下降，顺应性下降等，这是老年人膀胱功能退化的表现
		年龄	年龄是术后尿失禁的危险因素之一。病理检查提示，随着年龄的增加，尿道外括约肌的张力将逐渐退化。另外，年龄愈大，病程相对愈长，膀胱的不稳定性相对愈重

术后尿失禁	治疗方法	盆底肌锻炼（收缩肛门训练、生物反馈和电刺激、行为治疗是尿失禁的基本治疗方法，其中盆底肌锻炼是一种简单易行和有效的方法，可作为轻中度尿失禁初次治疗的首选方法。生物反馈借助生物反馈治疗仪，监视盆底肌的肌电活动，并将肌肉活动的信息转化为听觉和视觉信号反馈给患者，指导患者进行正确的、自主的盆底肌训练，并形成条件反射，应用比较广泛。电刺激的作用是刺激神经和肌肉，通过形成冲动，兴奋交感通路并抑制副交感通路，抑制和降低膀胱收缩能力。因此，生物反馈、电刺激二者结合具有协同作用。药物治疗主要是针对轻度尿失禁患者。如盐酸米多君，它使尿道平滑肌收缩和尿道闭合压升高，防止尿液渗漏，改善尿失禁症状。目前常用的外科治疗方法有人工尿道括约肌植入术、尿道瓣膜下注射和球部尿道海绵体悬吊术等。人工括约肌安置尿控可靠，有效率高，但价格昂贵，术后并发症较多，发生率可达 30%以上。经尿道注射疗法简便、微创，但疗效不可靠，特别是远期疗效差，易复发。球部尿道悬吊术是一种简单且经济的方法，能够达到增加尿道压力和盆底的支持力、治疗尿失禁的目的，但手术同样可以带来一些并发症
	结语	前列腺癌根治术是把前列腺切除，再把膀胱和尿道吻合，尿失禁是前列腺癌根治冲之后常见的并发症，发生率为 5%~40%，严重影响患者的生活质量及心理健康。如何提高尿失禁的诊治是较为棘手的问题

142. 前列腺癌的放射治疗有哪些方法

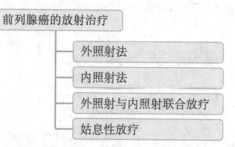

前列腺癌的放射治疗	外照射法	外放射治疗就是将放射源与病人身体保持一定距离进行照射，射线从病人体表穿透进入体内一定深度，达到治疗肿瘤的目的，这是用途最广也最主要的放疗方法。强有力的、可控放射源的发展与推广，促进了对前列腺癌外照射治疗的研究。如前列腺癌患者年龄较轻，且前列腺癌为多病灶、分化差的肿瘤，大多数采用外照射法。T_3期为外照射法的适应证
	内照射法	内放射治疗就是将放射源粒子种植在前列腺内进行照射治疗。主要适用于伴淋巴管、精囊早期浸润的肿瘤病人
	外照射与内照射联合放疗	单纯应用植入性内照射放疗，如局部剂量过高对周围正常组织损伤严重，因而采用内、外照射联合放疗
	姑息性放疗	由于前列腺癌的病人常常发生骨转移和骨痛，应用外照射低剂量疗法，可有效地缓解疼痛症状
结语		在前列腺癌的放射治疗中，主要方式包括体外照射、适形放疗、体外照射和内分泌综合治疗、组织间插植放疗、辅助性放疗和姑息性放疗

143. 放射性粒子植入的内照射治疗是怎么回事，效果怎样

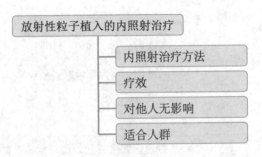

放射性粒子植入的内照射治疗	内照射治疗方法	内照射治疗就是将放射源密封置于肿瘤内或肿瘤表面，如放入人体的天然腔内或组织内进行照射，可以采用永久粒子种植治疗和短暂插植治疗。将放射粒子植入前列腺内，可提高前列腺的局部剂量，而减少对周围脏器的放射剂量。前列腺癌内照射治疗技术包括 3 个步骤：治疗计划，粒子植入和术后剂量计算与评估。目前最常用于永久性粒子植入的放射性核素为 ^{125} 碘和 ^{103} 钯，经直肠超声引导下经会阴植入。根据 CT 或超声，确定粒子的精确位置，然后获得图像，计算并准确评价前列腺和周围组织的剂量。精确粒子植入组织间照射技术使靶区得到高剂量照射而正常组织剂量少
	疗效	预后良好，早期前列腺癌的 3～5 年无 PSA 复发，生存率为 76%～96%。有研究报道 T_1、T_2a 和 T_2b、T_1c 患者的 5 年无 PSA 复发生存率分别为 94%、70% 和 34%。内照射治疗疗效肯定、创伤小，尤其适合于不能耐受前列腺癌根治术的高龄前列腺癌患者 前列腺癌放疗的近期并发症主要为直肠和泌尿道毒副作用，远期并发症有直肠和膀胱毒性，包括直肠出血、前列腺炎、直肠或肛门狭窄、放射性膀胱炎、尿道狭窄、膀胱挛缩等，尿道狭窄主要发生在经尿道前列腺切除后的患者。部分患者放疗后出现性功能障碍，尤其是近距离插植放疗，但通常西地那非（伟哥）对其有效

放射性粒子植入的内照射治疗	对他人无影响	在前列腺中植入的放射性粒子其处方剂量所覆盖的范围应该包括前列腺及其周围 3～8mm 的范围。肿瘤细胞因为基因不稳定，对放射线比较敏感，受到伤害后死亡。所以，放射线治疗最主要就是利用肿瘤细胞与正常细胞两者的差异，达到治疗肿瘤却又不过度伤害正常组织的目的。例如 125 碘粒子源是一种微型放射源，效放射半径为 1.0cm。在体内有效作用时间为 120 天。因此它不会对患者身边的亲人造成影响。如果放射粒了外逸或丢失则会对他人产生影响
	适合人群	根据美国近距离照射治疗协会的标准，同时符合以下 3 个条件的可接受单纯的内照射治疗：①临床分期为 T_1～T_2a 期；②Gleason 分级为 2～6；③PSA＜10ng/ml。符合以下任一条的可采用内照射治疗联合外放射治疗：①临床分期为 T_2b、t_2c 期；②Gleason 分级为 8～10；③PSA＞20ng/ml；④周围神经受侵；⑤多点活检病理结果阳性；⑥双侧活检病理结果阳性；⑦核磁共振检查前列腺包膜外侵犯
结语		内照射治疗就是将放射源密封置于肿瘤内或肿瘤表面，如放入人体的天然腔内或组织内进行照射，可以采用永久粒子种植治疗和短暂插植治疗

144. 治疗前列腺癌，切除睾丸和打针哪一个更好，各有什么优缺点

```
切除睾丸和激素治疗前列腺癌
    ├── 切除睾丸治疗前列腺癌的原因
    ├── 激素疗法可以替代切除睾丸
    └── 切除睾丸和激素治疗的优缺点
```

切除睾丸和激素治疗前列腺癌	切除睾丸治疗前列腺癌的原因	很多病人在诊断为前列腺癌后，医生往往会建议行睾丸切除术，而不是切除癌变的前列腺。这是因为前列腺癌的生长对雄激素有依赖性，因此在切除睾丸后前列腺癌细胞在无雄激素的状况下发生凋亡甚至死亡，起到减小癌肿和缓解症状的作用而达到治疗的目的。另一方面是有些病人前列腺切除已无意义或者不能耐受前列腺切除手术，而睾丸切除术操作简单，对病人打击小，非常适合高龄前列腺癌患者
	激素疗法可以替代切除睾丸	曲普瑞林、戈舍瑞林、亮丙瑞林三种药物都是促黄体生成素释放激素（LHRH）的类似物。LHRH 类似物通过影响下丘脑–垂体–性腺轴的活动来降低血清睾酮的浓度，垂体分泌黄体生成素（LH）和尿促卵泡素（FSH）通常受控于来自下丘脑的 LHRH 的释放，LH 刺激睾丸产生睾酮，睾酮与前列腺癌有相当密切的关系，睾丸切除术用于治疗前列腺癌，已经取得了满意效果。LHRH 类似物可以模拟内源性 LHRH 的作用，但生物效应远远强于内源性 LHRH，应用 LHRH 类似物后，血清 LH 可暂时升高，睾丸分泌睾酮也随之增加，但很快 LH 降至极低水平，导致睾丸分泌睾酮也降至很低的水平，从而达到抑制前列腺癌的目的。LHRH 类似物可以单独应用或与抗雄激素联合应用（雄激素全阻断疗法），疗效各家报告不同，认为在客观缓解率、总生存率和病情出现进展的时间上两者无统计学上的差异。这类药物能够明显降低血睾酮、血 PSA 值，同时前列腺癌缩小甚至消失，前列腺体积明显缩小，疗效明显。以上药物注射到 3～4 周后可达到手术切除睾丸的效果，但仍有 10%的患者不能达到手术切除睾丸的疗效。大量数据证明两种去势方法在疗效上基本相似

切除睾丸和激素治疗前列腺癌	切除睾丸和激素治疗的优缺点	切除睾丸手术相对较为简单且并发症少，而且随着睾丸的切除，体内雄激素水平会迅速下降而达到治疗的目的。而且相比打针，睾丸切除的花费更少，效果也较确切。但睾丸切除会给患者带来心理上打击，而且年轻患者会因为睾丸的切除而丧失性生活的能力。药物去势可能会导致睾酮一过性升高，会使患者症状加重，尤其因骨转移导致脊髓压迫的患者应慎用，而且打针价格昂贵，不能广泛使用。但相比手术去势其优点有：可逆、心理和生理的微创性、可长期或间歇应用、明显提高患者的生活质量
结语		前列腺癌的生长对雄激素有依赖性，因此在切除睾丸后前列腺癌细胞在无雄激素的状况下发生凋亡甚至死亡，起到减小癌肿和缓解症状的作用而达到治疗的目的

145. 什么叫 MAB 治疗

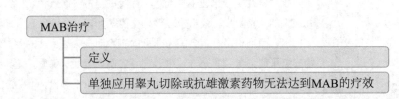

MAB治疗	定义	MAB 就是最大限度雄激素阻断治疗，即同时去除或阻断睾丸来源和肾上腺来源的雄激素。常用方法有手术或药物去势加上抗雄药物治疗。大量的临床资料证实，对晚期前列腺癌的病人进行全雄激素阻断治疗，比单纯手术切除睾丸或药物去势效果更好。抗雄激素药物有类固醇和非类固醇两类，类固醇类的抗雄激素药物有激素黄体酮样作用，副作用较大，目前临床很少使用；非类固醇类抗雄激素药物没有黄体酮样作用，副作用较小，目前被临床广泛应用，代表药物如氟他胺，是抗雄激素治疗的一线用药，并被纳入医保用药。氟他胺常见副作用有乳房疼痛、男性乳房女性化等。对肝脏功能有一定影响，大多数病人可以耐受，用药时应注意监测肝功能
	单独应用睾丸切除或抗雄激素药物无法达到 MAB 的疗效	单独应用睾丸切除或单独服用抗雄激素药物也能使肿瘤体积缩小，进而提高生存率。但是最大限度雄激素阻断治疗相比单纯去势可延长总生存期 3～6 个月，平均 5 年生存率可提高 2.9%，可使死亡风险降低 20%。而单独应用抗雄激素药物治疗，因为相对较多的副作用以及相对较差的疗效，现在已被绝大多数学者抛弃，现在已被全雄阻断所代替
结语		MAB 就是最大限度雄激素阻断治疗，即同时去除或阻断睾丸来源和肾上腺来源的雄激素

146. 睾丸切除后服用氟他胺，可以根据病情把药物减量或停药吗

```
睾丸切除后服用氟他胺的相关知识
    ├─ 不建议减量或半量服用
    └─ 部分患者可以停用药物
```

睾丸切除后服用氟他胺的相关知识	不建议减量或半量服用	氟他胺的应用方法是 250mg，每天 3 次，它是通过阻断雄激素与受体结合而发挥作用的。该代谢物约 3 小时达血药浓度高峰，消除相半衰期约 12 小时。因此要发挥该药物的作用就必须保持体内的一定药物浓度水平，也就不能随意减少药物服用的剂量。如果符合停药的指征就干脆全部停掉，否则就要全剂量服用，一般不建议减量或半量服用
	部分患者可以停用药物	间歇性内分泌治疗（口服氟化胺）就是根据 PSA 水平来实施抗雄治疗。当口服氟他胺治疗 PSA 稳定在 0.02ng/ml 左右，达 3～6 个月以上，部分患者可以停用药物
结语		睾丸切除后服用氟他胺，如果符合停药的指征就干脆全部停掉，否则就要全剂量服用，一般不建议减量或半量服用

147. 什么是间歇内分泌治疗，有何适应证

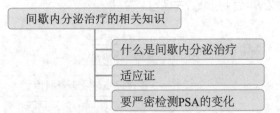

	什么是间歇内分泌治疗	间歇性内分泌治疗就是采用 MAB 或药物去势（打针）治疗，当 PSA≤0.2ng/ml，持续 3～6 个月后即可停止治疗。当 PSA＞4ng/ml 则开始新一轮的治疗。该方案的优点包括提高患者生活质量，减少药物带来的副作用，可能延长抗雄治疗有效的时间，降低治疗成本，在停止治疗期间患者可获得性生活等
间歇内分泌治疗的相关知识	适应证	因为该治疗方案在治疗间歇期病灶会有进展的可能，并不是所有患者都适合这种治疗方案。它的适应证：局限性前列腺癌；无法行根治手术或放疗；局部晚期患者；转移前列腺癌；根治后病理切缘阳性；根治术后复发者。它尤其适合于局限性病灶及经过治疗局部复发者
	要严密检测 PSA 的变化	患者在内分泌治疗的间歇期，要严密检测 PSA 的变化，需每 1～3 个月复查一次 PSA，停药后，PSA 往往会逐渐升高，当 PSA 升高超过 4ng/ml 则开始新一轮的治疗。如果 PSA 升高不超过 4ng/ml，可暂不需服药，可严密观察 PSA。当然如果偶尔一次 PSA 升高超过 4ng/ml，需进行复查，且排除影响 PSA 升高的因素，如泌尿系感染等
结语		间歇性内分泌治疗就是采用 MAB 或药物去势（打针）治疗，当 PSA 小于等于 0.2ng/ml，持续 3～6 个月后即可停止治疗

148. 内分泌治疗有哪些不良反应，对身体有何影响，该多久去医院复查一次

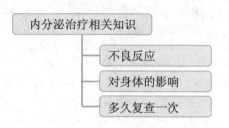

内分泌治疗相关知识	不良反应	患者在接受内分泌治疗的一段时间内可有阵发性脸红，初为面、颈、胸部温暖感，继而转为潮红，发作时间持续不等，情绪激动或餐后易出现，有时伴出汗畏寒、烦躁不安、抑郁及忧虑等，严重者可影响睡眠。这些精神和自主神经功能为主的症状群，主要由于内分泌治疗阻断雄激素的生理作用引起的。随着治疗时间的延长，这些症状可逐渐减轻或消失，可不需处理。如果症状较重，且伴有其他不良反应，应及时就诊，可换用其他药物治疗
	对身体的影响	雄激素具有促进新陈代谢和维持人体活力、性欲和阴茎勃起功能的作用。内分泌治疗后，体内雄激素急剧减少或者作用被阻断，人体会出现不同程度的乏力、食欲不振、容易疲劳、容易出汗甚至皮肤潮红等像女性更年期综合征一样的情况，随着治疗时间的延长，这些表现会逐渐减轻或消失。性欲丧失和阳痿是内分泌治疗不可避免的并发症。如果是用药物去势，停药3个月到半年，一般可以恢复，但外科手术去势后阳痿不能恢复。骨量减少和骨质疏松在前列腺癌患者中很常见，雄激素阻断治疗的患者骨矿物质密度进一步减少。雄激素阻断治疗第一年，骨矿物质密度以 3%～5%的速度流失，骨质疏松症性骨折的发生率明显增加

内分泌治疗相关知识	多久复查一次	患者在接受内分泌治疗后应每 3 个月复查 PSA，如果服用药物治疗的应注意复查肝功能情况，在服药的前 3 个月，每月复查 1 次肝功，以后每 3～6 个月复查 1 次。当 PSA 持续升高或者出现骨痛症状，则需行骨扫描。如果出现其他不适，需根据病情行 B 超或胸片检查。如果患者病情进展较快，则需缩短随访时间
结语		内分泌治疗可限制和延缓肿瘤的生长发展，缩小肿瘤体积，缓解患者症状，同时内分泌治疗也可作为根治性切除术或放疗的辅助治疗，可提高疗效、改善患者生存质量和推延疾病进展转移的时间

149. 常用内分泌治疗药物有哪些

```
常用内分泌治疗药物
    ├── 非甾体类抗雄激素药物
    └── 促黄体生成素释放激素（LHRH）类似物
```

常用内分泌治疗药物	非甾体类抗雄激素药物	非甾体类抗雄激素药物（如氟他胺），是目前前列腺癌内分泌治疗的最常用药。该药能阻断雄激素受体对前列腺癌细胞的促进生长作用，自身没有激素活性，对心血管无影响，并可保持性功能。这些药物引起的不良反应主要有：男性乳房女性化，乳房触痛，有时伴有溢乳；腹泻、恶心、呕吐、食欲增加、失眠和疲劳；肝功能的损害。这些不良反应症状较轻时可在服用药物时间延长时可逐渐减退或消失，症状较重可以减少药物剂量而得到改善。如果出现严重不良反应需停药，一般情况下在停药后这些症状都可消失
	促黄体生成素释放激素（LHRH）类似物	促黄体生成素释放激素（LHRH）类似物（如亮丙瑞林），可达到药物去势的效果。应用该药最初 2 周内会引起体内雄激素一过性升高，可导致患者病情短期内加重，故该药使用前必须先应用雄激素受体阻断剂氟他胺。这类药物的不良反应有：可能出现间质性肺炎（＜0.1%），应密切观察患者的状态来决定处理方案；可能出现过敏样症状（＜0.1%），故应仔细问诊，用药后要密切观察，必要时停药；可能引发或加重糖尿病症状，如果发生这类状况应采取适当的措施，如加用降糖药物；前列腺癌患者中已有报告因使用本品引起脑梗死、静脉血栓症及肺栓塞症。在用这类药物的第一个月需慎重给药并密切观察，而且如有此类症状发生，应给予相应的治疗甚至停药
结语		内分泌治疗可限制和延缓肿瘤的生长发展，缩小肿瘤体积，缓解患者症状，同时内分泌治疗也可作为根治性切除术或放疗的辅助治疗，可提高疗效、改善患者生存质量和推延疾病进展转移的时间

150. 内分泌治疗会一直有效吗，什么叫"抗雄激素撤除综合征"

```
内分泌治疗
    内分泌治疗不会一直有效
    抗雄激素撤除综合征
```

内分泌治疗	内分泌治疗不会一直有效	对于前列腺癌采取内分泌治疗就是阻断雄激素的生理作用而达到治疗作用。当持续内分泌治疗后一段时间前列腺癌细胞就会对雄激素不敏感，所以仍采用内分泌治疗就不会达到治疗效果。大多数患者起初都对内分泌治疗有效，但经过中位时间18～30个月，几乎所有患者都将逐渐发展为内分泌治疗无效
	抗雄激素撤除综合征	在采取内分泌治疗后 PSA 升高到手术前的水平，可能是发展到内分泌治疗无效即激素非依赖性前列腺癌的一个早期状态。这时候所服用的药物不但不能阻断雄激素受体的功能，甚至可能会变成一个雄激素受体的激动剂，也就是说这个药物可能已经从治疗作用变成对肿瘤的促进作用，这时候停用药物可能会使肿瘤停止进展，甚至 PSA 会降到较低的水平，但这个阶段不会持续太久，很快就会发生 PSA 的再次升高，这有一个名词叫"抗雄激素撤除综合征"。这时候，如果停药后 PSA 再次升高，可换用其他抗雄药物，可能再次控制病情，这就是所谓的二线内分泌治疗。一般来讲，疾病进展到这一步，距离激素非依赖的阶段已经不远了
结语	内分泌治疗不会一直有效的	

151. 什么叫激素非依赖性前列腺癌和激素难治性前列腺癌

激素非依赖性前列腺癌和激素难治性前列腺癌
激素非依赖性前列腺癌
激素难治性前列腺癌

| 激素非依赖性前列腺癌和激素难治性前列腺癌 | 激素非依赖性前列腺癌 | 经过抗雄激素治疗一段时间后，几乎所有患者都会发展到前列腺癌对雄激素不敏感阶段，就是采用原方案的抗雄激素内分泌治疗无效，这种情况就是雄激素非依赖性前列腺癌，但它仍对二线的内分泌治疗有效。如果对二线内分泌治疗无效或二线内分泌治疗过程中仍有进展称为激素难治性前列腺癌 |
| | 激素难治性前列腺癌 | 患者在接受内分泌治疗过程中，PSA 持续升高或伴有骨转移、局部病灶进展等，即对当前的内分泌治疗无效时可判断患者进入激素非依赖性前列腺癌这一阶段。当同时符合以下 4 个条件则属于激素难治性前列腺癌：①血清睾酮 $<50mg/dl$；②间隔 2 周连续 3 次 PSA 升高；③停止内分泌治疗 4 周以上；④二线内分泌治疗期间 PSA 仍有进展 |

152. 如何延长激素治疗的有效期，什么叫"抗雄药物互为二线内分泌治疗"

```
激素治疗有关知识
    ├── 如何延长激素治疗的有效期
    └── 抗雄药物互为二线内分泌治疗
```

激素治疗有关知识	如何延长激素治疗的有效期	对于适合间歇性内分泌治疗的患者采用该方案后，前列腺癌细胞可间歇得到雄激素的支持而延长其对激素的敏感性，所以可以延长抗雄激素内分泌治疗的疗程。当发展到激素非依赖性前列腺癌阶段，采用停抗雄治疗时，前列腺癌细胞可能在恢复雄激素支持时也可恢复其雄激素依赖的生理特性，可能会对二线内分泌治疗有效，但是这一说法也有争议，现在公认的理论认为，即使到了雄激素非依赖阶段，保持雄激素于去势水平，是十分必要的。几乎所有采用内分泌治疗的患者，如果他生存时间足够长，都会发展到对抗雄激素内分泌治疗无效阶段
	抗雄药物互为二线内分泌治疗	当口服氟他胺无效时，替换其他药物（如康士德）治疗可能会产生一定的疗效，这并不是说明康士德比氟他胺更好，换用其他药物比如雌激素可能也有效。同样一开始口服康士德，到了一段时间后也会无效，当无效时医生也可能再更换氟他胺。这就是所谓的抗雄药物互为二线内分泌治疗
结语		几乎所有采用内分泌治疗的患者，如果他生存时间足够长，都会发展到对抗雄激素内分泌治疗无效阶段

153. 如何处理激素非依赖性前列腺癌

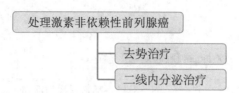

处理激素非依赖性前列腺癌	去势治疗	采用药物去势或行手术切除睾丸，保持激素水平处于去势水平十分重要
	二线内分泌治疗	①对于只采用去势治疗的患者，加用抗雄药物治疗；②对于采用联合抗雄激素治疗的患者，停药抗雄药物治疗；③抗雄激素治疗药物互换治疗；④采用对肾上腺雄激素抑制的药物，如酮康唑、泼尼松、地塞米松等；⑤低剂量的雌激素药物，如雌二醇、甲地孕酮等；⑥采用化疗
结语		当诊断为激素非依赖性前列腺癌时，需要对患者行全面的检查以评估其目前的病情，如骨扫描、前列腺 CT 检查等。目前患者可选用的治疗方案如上

154. 晚期前列腺癌目前常用的化疗方案有哪些

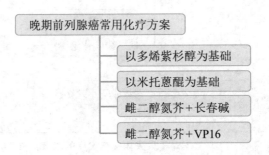

晚期前列腺癌常用化疗方案	以多烯紫杉醇为基础	以多烯紫杉醇为基础的化疗方案，该药物的副作用如下：①过敏反应：发生率为39%，其中严重过敏反应发生率为2%。多数为1型变态反应，表现为支气管痉挛性呼吸困难、荨麻疹和低血压。几乎所有的反应发生在用药后最初的10分钟 ②骨髓抑制：为主要剂量限制性毒性，表现为中性粒细胞减少，血小板降低少见，一般发生在用药后8～10日。严重中性粒细胞发生率为47%，严重的血小板降低发生率为5%。贫血较常见 ③神经毒性：周围神经病变发生率为62%，最常见的表现为轻度麻木和感觉异常，严重的神经毒性发生率为6% ④心血管毒性：可有低血压和无症状的短时间心动过缓。肌肉关节疼痛发生率为55%，发生于四肢关节，发生率和严重程度呈剂量依赖性 ⑤胃肠道反应：恶心、呕吐、腹泻和黏膜炎发生率分别为59%、43%和39%，一般为轻度和中度 ⑥肝脏毒性：ALT、AST和AKP升高 ⑦脱发：发生率为80% ⑧局部反应：输注药物的静脉和药物外渗局部的炎症
	以米托蒽醌为基础	以米托蒽醌为基础的化疗方案，该药物的副作用有：骨髓抑制，引起白细胞和血小板减少，此为剂量限制性毒性；少数患者可能有心悸、期前收缩及心电图异常；可有恶心、呕吐、食欲减退、腹泻等消化道反应；偶见乏力、脱发、皮疹、口腔炎等

晚期前列腺癌常用化疗方案	雌二醇氮芥+长春碱	雌二醇氮芥+长春碱
	雌二醇氮芥+VP16	雌二醇氮芥+VP16

结语	在过去的很长一段时间内，前列腺癌一直被认为是一种对化疗不敏感的恶性肿瘤。1988～1992 年，先后曾有 26 种化疗药物被用于前列腺癌的单药化疗，但总体反应率仅 8.7%，中位生存期为 10～12 个月，疗效不佳；而化疗所带来的诸多不良反应，使化疗一度被冷落。但最近研究发现如米托蒽醌、多烯紫杉醇、雌二醇氮芥等药物对前列腺癌有一定的疗效。因此，化疗也是可供晚期前列腺癌患者选择的治疗方案之一

155. 前列腺癌患者若常感背痛明显,是否要到医院检查, 骨转移是否都需要马上治疗, 骨痛难忍而内分泌治疗无效怎么办

前列腺癌骨转移的知识

├─ 前列腺癌患者背痛明显应及时检查

├─ 骨转移需要马上治疗

└─ 骨痛难忍的治疗

前列腺癌骨转移的知识	前列腺癌患者背痛明显应及时检查	前列腺癌患者若常感背痛明显,应该及时到医院检查。一般情况下医生会安排患者行骨扫描检查以判断是否有骨转移的发生。如果发现骨转移后经过及时的治疗可明显缓解症状、延长患者的寿命;可预防性地降低骨相关事件的发生,如骨折、脊髓压迫等。如果临床检查未发现骨转移,也可应用药物治疗来预防骨转移的发生,如双膦酸盐是预防和治疗骨转移发生的首选方法
	骨转移需要马上治疗	前列腺癌是最易发生骨转移的恶性肿瘤,超过 80%的前列腺癌患者会发生骨转移。骨转移病灶可见于髂骨、椎体、肋骨、颅骨和长骨近端等,大多发生在骨骼中轴线血运丰富的部位。最常见的也是最早的前列腺癌骨转移临床表现是骨骼的疼痛。持续的钝痛,常常影响患者的食欲及日常的生活节奏,以致病人日渐消瘦,痛苦不堪。其次,由于骨头一点一点地被肿瘤细胞"吃掉",转移的骨骼很容易发生病理性骨折。如果肿瘤细胞侵犯了病人脊柱椎体的话,那么椎体塌陷将引起脊髓受压迫的症状,这会使治疗更加棘手。对于前列腺癌骨转移应及时给予治疗,治疗的目的主要是缓解骨痛,预防和降低骨相关事件的发生,提高生活质量,提高生存率

| 前列腺癌骨转移的知识 | 骨痛难忍的治疗 | 前列腺癌骨转移治疗的方案如下：①双膦酸盐：是目前预防和治疗骨转移发生的首选方法。②放射治疗：前列腺癌患者发生多处骨转移的机会较高，因此外放射治疗的范围和剂量越大，副作用越大，一般采用放射性核素治疗。③镇痛药物治疗：镇痛药物治疗必须按照世界卫生组织（WHO）的疼痛治疗指南，从非阿片类药物到弱阿片类药物，再到强阿片类药物，甚至适当的辅助治疗（神经抑制剂、手术等） |
| 结语 | | 前列腺癌是最易发生骨转移的恶性肿瘤，超过80%的前列腺癌患者会发生骨转移。骨转移病灶可见于髂骨、椎体、肋骨、颅骨和长骨近端等，大多发生在骨骼中轴线血运丰富的部位。最常见的也是最早的前列腺癌骨转移临床表现是骨骼的疼痛 |

156. 如何进行前列腺穿刺，前列腺穿刺是否会导致肿瘤扩散或肿瘤快速生长，穿刺后应注意些什么

```
前列腺穿刺的常识
        ├── 如何进行前列腺穿刺
        ├── 前列腺穿刺不会导致肿瘤扩散
        └── 穿刺后应注意的问题
```

前列腺穿刺的常识	如何进行前列腺穿刺	患者取左侧卧位，臀部靠近床边并朝向检查者，常规消毒皮肤，铺孔巾，0.5%碘伏棉球消毒直肠黏膜。术者将超声探头从肛门插入，先行经直肠超声检查。然后在超声图像指引下穿刺活检针进针，触动扳机完成一针穿刺。目前穿刺针数有 6针、10针、13针等方法。由于经直肠穿刺要把超声探头经肛门置入，因此患者应经肛门括约肌放松，配合医生的操作 经会阴穿刺则取膝胸卧位或截石位，医生在超声引导下完成穿刺
	前列腺穿刺不会导致肿瘤扩散	这个问题是很多患者和家属的疑虑，其实，前列腺穿刺不会导致肿瘤扩散或肿瘤快速生长。前列腺癌是一个生长缓慢的肿瘤，通常会在穿刺后几天得到病理结果而确诊，进而采用及时的治疗，国内外每年大量的穿刺病例，没有发现因穿刺而导致肿瘤扩散或快速生长的病例
	穿刺后应注意的问题	有条件的医院大都安排患者住院进行前列腺穿刺活检。患者完成穿刺检查后回到病房，应平卧 4～6 小时，配合护理人员每 1 小时测量心率及血压连续 3 次。配合医护人员进行抗感染等补液治疗。下床活动后避免剧烈运动以预防出血。患者应注意是否有血尿、血便等情况，并及时向医护人员反映。患者穿刺后应避免用力排便排尿等，预防出血。因大多数前列腺穿刺是

前列腺穿刺的常识	穿刺后应注意的问题	经直肠穿刺，易于将直肠内的大量细菌带入体内，引发感染，因此穿刺后应积极预防感染，注意体温的变化，如有发热，及时处理。穿刺后一般来讲可正常饮食，不必禁食、禁水等。保持大小便通畅，医生在穿刺结束后，会在直肠内留置数个消毒棉球，可在穿刺后数小时内排出
结语		经直肠超声引导前列腺穿刺活检是目前临床上确诊前列腺癌（pca）的唯一方法。pca 的早期诊断，是降低病死率的关键。经直肠超声引导下前列腺穿刺活检准备简单，受检者只需清洁灌肠并预防性口服抗生素，且操作过程患者无需麻醉，操作时间短，痛苦少；在直肠超声引导下穿刺图像清晰，定位准确，在 6 点穿刺法基础上，增加了对外周带的穿刺点，有利于提高肿瘤的检出率，超声还可以发现直肠指诊难以发现的异常结节，定位准确，引导穿刺针准确刺向可疑目标，使穿刺准确率大幅提高。由于以上的特点，可以认为超声引导下前列腺穿刺活检是缉拿前列腺癌的"神探手"

157. 前列腺穿刺阴性时，何时需要重复穿刺

前列腺穿刺阴性时,何时需要重复穿刺
- 需要重复穿刺的条件
- 重复穿刺的时机
- 重复穿刺次数

前列腺穿刺阴性时，何时需要重复穿刺	需要重复穿刺的条件	第一次前列腺穿刺阴性结果，在以下情况需重复穿刺 ①PSA＞10ng/ml，任何 f/tPSA 或 PSAD（PSA 密度） ②PSA 4～10ng/ml，复查 f/tPSA 或 PSAD 值异常，或直肠指检和影像学异常 ③PSA 4～10ng/ml，复查 f/tPSA、PSAD、直肠指检、影像学均正常。严密随访，每 3 个月复查 PSA。如 PSA 连续 2 次＞10ng/ml 或 PSAV（PSA 速率）＞0.75mg/（ml/年）应再穿刺
	重复穿刺的时机	穿刺间隔时间尚有争议，目前多为 1～3 个月
	重复穿刺次数	对 2 次穿刺阴性结果，属上述①～②情况者，推荐进行 2 次以上穿刺
结语		前列腺穿刺有假阴性的可能。也就是说，由于穿刺的针数有限，或者肿瘤体积较小，可能没有穿刺到本来存在的肿瘤灶，虽然结果是阴性的，但是患者仍然患肿瘤。因此如果 PSA 异常等，虽穿刺结果为阴性，仍不能说警报完全解除，要严密随访，如果结果异常，要重复穿刺

158. 对于"偶发癌"应如何处理

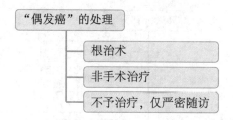

"偶发癌"的处理	根治术	一旦确诊为前列腺癌并符合上述根治手术条件者应采取根治术。有报道认为经直肠穿刺活检者应等待 6～8 周，可能减少手术难度和并发症。经尿道前列腺切除术（TURP）者应等待 12 周再行手术
	非手术治疗	如果患者已失去根治手术机会，则按照原则进行非手术治疗
	不予治疗，仅严密随访	部分学者对这部分肿瘤不主张积极治疗，如果 PSA 及其他检查都正常，而患者年高体弱，可严密随访观察，甚至有人提出，进行内分泌治疗带来的副作用，甚至可能比肿瘤本身造成的危害更大。但是对于相对年轻的患者，仍应积极治疗
结语		经尿道前列腺切除术（TURP）确诊的老年患者，由于肿瘤病灶较小，经电切后偶然发现，故而有人称之为"偶发癌"

159. Gleason 评分是怎么回事

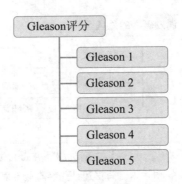

Gleason 评分	Gleason 1	癌肿极为罕见。其边界很清楚，膨胀型生长，几乎不侵犯基质，癌腺泡很简单，多为圆形，中度大小，紧密排列在一起，其胞浆和良性上皮细胞胞浆极为相近
	Gleason 2	癌肿很少见，多发生在前列腺移行区，癌肿边界不很清楚，癌腺泡被基质分开，呈简单圆形，大小可不同，可不规则，疏松排列在一起
	Gleason 3	癌肿最常见，多发生在前列腺外周区，最重要的特征是浸润性生长，癌腺泡大小不一，形状各异，核仁大而红，胞浆多呈碱性染色
	Gleason 4	癌肿分化差，浸润性生长，癌腺泡不规则融合在一起，形成微小乳头状或筛状，核仁大而红，胞浆可为碱性或灰色反应
	Gleason 5	癌肿分化极差，边界可为规则圆形或不规则状，伴有浸润性生长，生长形式为片状单一细胞型或者是粉刺状癌型，伴有坏死，癌细胞核大，核仁大而红，胞浆染色可有变化
结语		在前列腺癌的病理分级方面，目前最常使用 Gleason 评分系统。前列腺癌组织被分为主要分级区和次要分级区，每区的 Gleason 分值为 1～5，Gleason 评分是把主要分级区和次要分级区的分值相加，形成癌组织分级常数。最低的评分是 1+1 分，最高则是 5+5=10 分，分数越高，肿瘤恶性度越高。Gleason=7 分以及小于 7 分的病理具有根治手术的指征。一般来讲，对于大于 7 分的前列腺癌，如果各项检查结果都符合进行根治性切除的指征，很多学者仍主张进行根治性切除，但是术后要进行辅助性内分泌治疗

160. 同位素骨扫描对前列腺癌的诊断有什么意义，准确性高吗

```
┌─────────────────────────┐
│ 同位素骨扫描的常识          │
└─────────────────────────┘
    │
    ├──┌──────────────────────────────┐
    │  │ 同位素骨扫描对前列腺癌的诊断意义  │
    │  └──────────────────────────────┘
    │
    └──┌──────────────────────────────┐
       │ 骨扫描具有很高的灵敏度           │
       └──────────────────────────────┘
```

同位素骨扫描的常识	同位素骨扫描对前列腺癌的诊断意义	前列腺癌的最常见远处转移部位是骨骼。ECT 可比常规 X 线片提前 3～6 个月发现骨转移灶，敏感性较高但特异性较差。一旦前列腺癌诊断成立，建议进行全身骨显像检查（特别是 PSA >20ng/ml，Gleason 评分>7 时），有助于判断前列腺癌准确的临床分期。一般来讲 PSA 低于 20ng/ml 的前列腺癌患者发生骨转移的机会较少，但是，人们几年来仍发现部分患者的 PSA 较低，但是骨扫描或其他检查发现骨转移病灶，因此，目前很多医院对于确诊的患者都建议进行骨扫描检查，尤其打算接受前列腺癌根治性切除的患者，在术前接受骨扫描非常必要，已经发现有骨转移的患者，是不能进行根治性切除手术的
	骨扫描具有很高的灵敏度	骨扫描是目前诊断肿瘤骨转移的主要方法，具有很高的灵敏度，能够较早的发现骨转移病灶，一般认为核素骨扫描能较 X 线检查早 3～6 个月，甚至 18 个月发现骨转移病灶。但骨扫描的特异性不足，显示单个病灶的、甚至两个病灶的，需排除骨的良性病变。一旦发现可疑病灶，可对可疑部位进行 X 线、CT 或者 MR 等影像学检查，以进一步明确诊断 　对于以成骨性破坏为主的患者，骨扫描敏感度很高，但是对于破骨性病灶为主的转移灶患者，骨扫描并不能发现，但是前列腺癌绝大多数是成骨性的骨转移灶，因此多能早期发现，对于骨扫描阴性患者而接受内分泌治疗的中晚期患者，需要定期随访，及时发现疾病的进展情况
结语		前列腺癌的最常见远处转移部位是骨骼

161. 如何诊断早期前列腺癌

```
诊断早期前列腺癌
    ├── 直肠指诊检查
    ├── 经直肠超声检查
    └── 血清前列腺特异性抗原测定
```

诊断早期前列腺癌	直肠指诊检查	直肠指诊检查是诊断早期前列腺癌的主要方法。由于前列腺紧贴在直肠的前面，因此，通过直肠指诊可以摸到前列腺的大小、质地等状况。正常的前列腺腺体大小约为 4cm×3cm 左右，质地柔软，表面光滑无结节，两侧叶对称。当患者有前列腺增生时，医生通过直肠指诊可以发现其前列腺腺体的变化（这时前列腺的体积会增大，但质地并不会很硬）。如果患者患有前列腺癌，医生通过直肠指诊可以摸到前列腺表面突起的肿瘤结节（如果肿瘤的体积较大，整个前列腺的质地都会变得很坚硬，像一块石头一样）
	经直肠超声检查	通过经直肠超声检查，医生可以发现患者的前列腺内有无结节。当前列腺内出现结节，但结节体积较小，或者结节生在腺体的内部时，通过直肠指诊往往摸不到。但通过经直肠超声检查却可以发现这种异常结节，从而使前列腺癌被及早发现。而且，经直肠超声检查，医生还可以判断患者肿瘤体积的大小，以及肿瘤有没有侵犯前列腺的包膜，这对于前列腺癌的治疗很有帮助

诊断早期 前列腺癌	血清前列 腺特异性 抗原测定	前列腺特异性抗原是目前前列腺癌最为敏感的标志物。虽然在正常人的血液中也能检查出前列腺特异性抗原，但是当血清前列腺特异性抗原升高到一定数值时，就提示患者的前列腺内存在癌细胞。研究发现，在经血清前列腺特异性抗原测定并且最终被确认患有前列腺癌的 473 例患者中，有 40% 的患者是经直肠指诊检查没有被发现的。目前，由于血清前列腺特异性抗原测定在临床上的普遍应用，使前列腺癌患者的确诊时间平均提早了 5～8 年，为挽救患者的生命提供了更多的时间和机会
结语		前列腺癌在早期很难被发现，因为即使前列腺内的恶性肿瘤增长到一定程度，压迫了尿道，也仅仅会引起诸如排尿不畅、血尿、急性尿潴留等非特异性的症状，而这些症状常被认为是前列腺增生的表现。正因为如此，很多患者在被确诊为前列腺癌时，病情往往已经进入晚期。大量的临床实践表明，晚期的前列腺癌是不能根治的，最终必将对患者的生命构成威胁。所以说，早期诊断对于前列腺癌患者来说是至关重要的

162. 前列腺癌有哪些治疗方案

```
前列腺癌的治疗方案
    ├── 手术治疗
    ├── 内分泌与肾上腺药物治疗
    ├── 降低内分泌雄激素睾酮治疗
    ├── 化学治疗
    ├── 放射治疗
    ├── 冷冻前列腺癌治疗
    ├── 免疫治疗
    └── 中医治疗
```

前列腺癌的治疗方案	手术治疗	①前列腺癌根治术，其范围包括前列腺腺体及前列腺的包膜 ②盆腔淋巴结清除术 ③经尿道前列腺切除，主要用于解除膀胱颈部梗阻
	内分泌与肾上腺药物治疗	内分泌法已经是前列腺癌特别是晚期前列腺癌的主要治疗方法。①雌激素类药物；②抗雄激素药物，包括类固醇和非类固醇两类；③促性腺释放激素类似物（GnRH–A）；④抗肾上腺药物
	降低内分泌雄激素睾酮治疗	①睾丸切除术，常与其他治疗方法联合进行，可以取得较好的治疗效果 ②肾上腺切除术和垂体切除术，在临床上效果较差，对患者损伤较大，已不采用
	化学治疗	前列腺癌的化学治疗于 1973 年用于临床，许多学者认为两种药物联合应用的效果较单独使用一种药物好

		应用放射线治疗前列腺癌已有 60 余年的历史，主要有以下方法： ①体外放疗 ②组织内放疗，这种方式常与前列腺癌根治术或盆腔淋巴结清除术结合进行 ③全身放疗：在一定程度上可缓解骨转移的局部疼痛和减轻病变的发展 ④重离子/质子治疗：所谓重离了就是比电子重的粒子。目前应用于放射线治疗的重离子通常是指碳素离子。应用碳素离子放射线和质子放射线治疗肿瘤的方法，被称为"重离子/质子放射治疗"。所谓质子，就是指氢原子剥去电子后带有正电荷的粒子。氢原子通过加速器高能加速，成为穿透力很强的电离放射线，这就是质子放射线
	放射治疗	
前列腺癌的 治疗方案	冷冻前列 腺癌治疗	这种方法适用于前列腺肿瘤体积较大，全身情况较差的患者，可以促进患者的免疫能力，使骨、肺等转移病灶发生退化。由于需要特殊的设备，目前尚未广泛使用
	免疫治疗	当患者的前列腺癌组织用其他治疗方法减到极微量时，应用免疫疗法清除体内残余的少量癌肿组织，可能会取得更好的效果。因早期癌的自然进程可很长，局部增长较快而转移较慢，早期癌患者不治疗也可长期生存
	中医治疗	前列腺癌患者在手术治疗后如能及时配合中医治疗，扶正固本，改善患者的饮食与睡眠状况，增强患者的体质，那么对防止前列腺癌的复发和转移有很大的益处 中医药在与放化疗的配合治疗中具有减毒增效的作用，中医治疗前列腺癌，应遵循中医辨证施治的原则，根据患者的症状、体征，所采用的西医治疗手段，不同的治疗手段以及患者病后的气血盛衰、脏腑功能的阴阳虚实等进行综合分析，前列腺癌化疗的同时或在化疗后配合益气生血、补益肝肾、软坚化瘀等中医药治疗，则可以较好得缓解放化疗反应，有利于化疗的顺利进行。如果在前列腺放疗期间及放疗后配合补气养血等中医治疗，对增加白细胞的数量，增强免疫功能均具有较好的效果，从而保证放疗的顺利进行。临床上常用的提高免疫的中药有灰树花胶囊、银耳孢糖胶囊、贞芪扶正胶囊、参芪十一味颗粒等
结语		前列腺癌的治疗方案主要有以上 8 种

163. 晚期前列腺癌中医如何治疗

晚期前列腺癌的中医治疗
- 气血两虚型
- 湿热下注型

晚期前列腺癌的中医治疗	气血两虚型	倘若前列腺癌患者的病情是气血两虚型,在病情的晚期患者多为神疲气短、面色苍白、纳呆水肿、尿痛尿闭、尿血及腐肉、腰骶部疼痛并向双下肢放射、舌淡、苔薄白,脉沉细无力。所以该类型患者在治疗时就要注意补益气血。因此患者就可以选择十全大补汤加减来治疗,将人参10g,茯苓10g,白术10g,甘草6g,生地10g,当归10g,川芎10g,赤芍10g,肉桂6g,大枣10枚。用水煎服,每日1次
	湿热下注型	一旦前列腺癌晚期患者患的是湿热下注型,一般该类型的病变在出现初期,局部症状不明显,可有轻度尿频,排尿不畅,小便赤涩,阴囊潮湿,大便干结,舌质暗红,苔黄腻,脉滑数,当病情发展到了晚期,这些初期症状就会变得十分的明显。所以治疗时就应清热利湿解毒。这时患者就可以选择萆薢分清饮加减,就是将萆薢15g,茯苓15g,车前子15g,生薏仁12g,白术10g,龙葵30g,半枝莲20g,白英20g,土茯苓30g,山豆根10g,赤小豆10g。用水煎服,每日1次
结语		中医讲究的是对症施治原则,所以选择中医的方法进行前列腺癌的治疗也是同样如此

164. 前列腺癌的预后如何

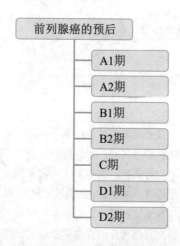

前列腺癌的预后	A1 期	老年人不做处理，发生远处转移的机会为 8%，2%在 5～10 年内死亡
	A2 期	30%发生远处转移，20%在 5～10 年内死于前列腺癌
	B1 期	30%在 5 年内发生转移，20%死于前列腺癌
	B2 期	80%在 5～10 年内发生转移，70%死于前列腺癌
	C 期	50%在 5 年内远处转移，75%在 10 年内死于前列腺癌
	D1 期	85%在 5 年内远处转移，绝大多数 3 年内死于前列腺癌
	D2 期	50%在 3 年内死于前列腺癌，5 年内 80%、10 年内 90%死于前列腺癌
结语		前列腺癌的发展过程差异很大，预后各不相同。任何经内分泌治疗后复发者，90%在 2 年内死亡

165. 前列腺癌患者在治疗中存在哪些误区

前列腺癌患者在治疗中存在的误区

├─ 手术即为治愈

└─ 出院后不再复查

前列腺癌患者在治疗中存在的误区	手术即为治愈	很多患者对这种疾病没有客观的认识，不知道肿瘤是会发生转移和恶转的。术后盲目乐观，不重视后续治疗，最终影响患者生存质量，也有部分患者害怕放、化疗的毒副作用而放弃后续治疗。这些都是错误的，前列腺癌手术后并不代表就已治愈，仍有复发的可能，若手术切除不完全，更有转移扩散的可能。因此，患者应树立前列腺癌的治疗是一个长期的、系统的过程的观念。前列腺癌手术后，应视具体情况选择合适的辅助治疗手段，如放化疗、中医药治疗
	出院后不再复查	出院后不再复查，定期到医院复查身体是前列腺癌患者有效摆脱病症的重要措施。部分患者在手术、放化疗结束后，症状缓解或肿块消失后，放弃后续治疗，结果肿瘤复发或发生转移，使治疗前功尽弃。定期复查，了解病情的转化情况，以便在好转或者复发等情况发生，能进行进一步的跟踪治疗，是前列腺癌治疗过程中非常重要的一环
结语		总之，在前列腺癌的治疗期间，患者不能有手术即为治愈和不注意复查的治疗误区，这样才能做到科学治疗，把前列腺癌的危害有效得解除，防止病灶犹存，埋下病情复发或者病情加重的隐患

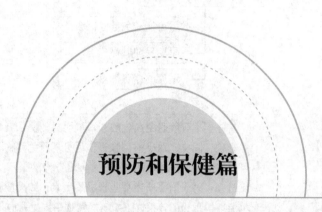

预防和保健篇

166. 前列腺癌能预防吗

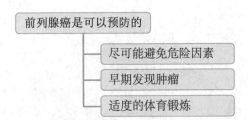

前列腺癌是可以预防的	尽可能避免危险因素	首先要尽可能避免危险因素，最明显的例子就是戒烟对肺癌的影响，同样，对于前列腺癌，尽可能避免动物脂肪的摄入，可有效降低前列腺癌的发生。尤其是红肉的摄入，要适当限制。反过来，对于前面所述那些积极的因素，如果能够适当注意，也能取得积极的效果，比如增加食物中维生素 D 和胡萝卜素的摄入，适当增加谷类坚果等的摄入以增加硒等微量元素的摄入。中老年男性根据个人情况保持适度的性生活，经常参加户外活动等，保持积极的生活方式，可有效降低前列腺癌的发病率。前列腺癌是激素依赖性的肿瘤，雄激素在前列腺的发病过程中起着十分重要的作用。保列治可阻断前列腺组织内睾酮向活性更强的双氢睾酮的转变，因此可有效降低前列腺内双氢睾酮的含量，而双氢睾酮是前列腺生长依赖的激素，因此保列治可抑制前列腺细胞的生长，有资料已经证实，保列治在某种程度上有预防前列腺癌的作用
	早期发现肿瘤	通过 PSA 的筛查、肛诊以及超声检查，提高早期前列腺癌的检出率，是更为重要也是更为积极的方法，因为早期发现的肿瘤，治愈的几率远大于晚期肿瘤
	适度的体育锻炼	适度的体育锻炼，可保持内分泌稳定，调节免疫功能，从而降低前列腺癌发病的危险性
结语		前面病因篇已经对前列腺癌的病因做了详细阐述，大家可以发现，除了种族和家族这些因素人们无能为力外，其他因素都可以通过建立科学的饮食习惯以及健康的生活方式达到预防前列腺癌的目的。避免危险因素的暴露，增加积极因素的影响是一个可行的方法

167. 确诊前列腺癌后，我该怎么办

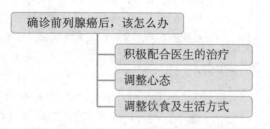

确诊前列腺癌后，该怎么办	积极配合医生的治疗	一旦确诊前列腺癌，要积极配合医生的治疗，选择最适合自己的治疗方式。在积极治疗的同时，一定要注意病情的变化，进行严格科学的随访。切不可忽视随访在前列腺癌治疗中的作用，因为前列腺癌是一个进展性的疾病，在进行内分泌治疗的中晚期患者，内分泌治疗总有失效的一天，要及时调整治疗方案。有不少患者在接受手术切除睾丸后，一直自行服用氟他胺，从没到医院复查，自以为一直按时服药就万事大吉了，一直到骨痛出现才发现疾病已经进展到终末期。即便是接受了前列腺癌根治术的早期患者，仍存在复发的可能，而且，定期检查随访也是监测手术效果的重要手段
	调整心态	及时调整心态，不要慌张，更不要自暴自弃。因为前列腺癌的特点之一就是"懒"。而且治疗效果相对较好，积极配合医生的治疗，保持良好的心态，保持良好的生活状态，十分重要
	调整饮食及生活方式	调整饮食及生活方式，前列腺癌患者应尽量减少动物脂肪的摄入。对于中晚期的癌症患者，由于癌属于消耗性疾病，患者普遍存在营养不足或营养不良的问题，因此，增进食欲、加强营养，对肿瘤患者的康复十分重要。尤其注意饮食的均衡，不要偏食，让食物多样化，多吃高蛋白，尽量多吃鸡鸭鱼等"白肉"，减少"红肉"的摄入，增加维生素以及硒锌等微量元素的摄入，减少动物脂肪的摄入，多吃新鲜蔬菜水果，不吃陈旧变质或刺激性过强的食物，少吃熏烤、腌泡、油炸以及辛辣食物，远离烟酒，多饮绿茶，主食粗细粮搭配，

确诊前列腺癌后，该怎么办	调整饮食及生活方式	保持身体营养均衡，这样才能达到提高生活质量，增强身体免疫抗癌能力的目的。改掉生活中的不良习惯，选择适合自己的运动方式，增强体质，提高对各种治疗的耐受力。应避免剧烈的运动，以防发生骨折。还要注意运动量的控制，适度非常关键，不要让自己产生疲劳感，否则就适得其反了。另外，也要避免长距离的骑自行车，因为骑车可能会造成前列腺的充血，甚至炎症，不利于癌的康复。有学者建议，每天进行半小时的游泳锻炼，对前列腺癌患者是一个理想的选择
结语		一旦确诊前列腺癌，要积极配合医生的治疗，及时调整心态，调整饮食及生活方式

168. 前列腺癌如何注意衣食住行

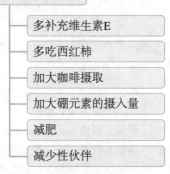

前列腺癌应注意的衣食住行

- 多补充维生素E
- 多吃西红柿
- 加大咖啡摄取
- 加大硼元素的摄入量
- 减肥
- 减少性伙伴

前列腺癌应注意的衣食住行		
	多补充维生素 E	美国研究人员发现，维生素 E 能够产生特异性前列腺抗原和雄性激素受体，起到干扰前列腺癌细胞生长的作用。实验表明，当前列腺癌细胞处于维生素 E 中时，其数目会减少 25%～50%。调查结果显示，经常服用维生素 E 的男性，其患前列腺癌的几率比普通人少三分之一。目前，许多预防和治疗前列腺癌的药物都含有抑制睾丸激素分泌的副作用，对男性的健康有着很大的影响，而服用维生素 E 则没有什么副作用
	多吃西红柿	研究人员发现，前列腺癌的发病与人体的 DNA 分子被自由基氧化破坏有关，而西红柿中含有丰富的番茄红素，可以抵消自由基的氧化作用。因此专家们建议，普通男性每天至少应吃 200g 的西红柿（或饮用 200ml 的番茄汁），以预防前列腺癌的发生
	加大咖啡摄取	每天饮用三到四杯咖啡的人比每天喝少于两杯咖啡的人患 2 型糖尿病的几率要低 25%。此外，美国癌症研究学会会议上的一项研究表明，每天饮用至少六杯咖啡的男性比从来不喝咖啡的男性患晚期前列腺癌的几率要低 60%

前列腺癌应注意的衣食住行	加大硼元素的摄入量	硼是一种广泛存在于水果和果仁中的元素。男性如在饮食中摄入足够数量的硼元素可以降低患前列腺癌的风险。研究人员对 76 名前列腺癌患者的饮食习惯与 70 名健康男性做了对比，结果发现，健康男性中几乎所有的人都有经常吃水果的习惯，而前列腺癌患者中，大部分人都从来不吃或很少吃水果。因此，建议广大男性应多吃些富含硼的水果，如杏、葡萄、牛油果等
	减肥	研究发现，肥胖男性患前列腺癌的几率比普通男性高两倍多。研究人员对 194 名前列腺癌患者进行了调查，结果显示，其中体重超过正常标准的人占所有被调查者的 70%。研究人员认为，肥胖之所以会引发前列腺癌，可能是由于肥胖症患者的雄性激素分泌失调造成的。因此，减肥就成了预防前列腺癌的重要手段之一
	减少性伙伴	美国的研究人员发现，一个男人的性伴侣越多，患前列腺癌的几率就越大。研究人员对 753 位年龄介于 40～64 岁之间的前列腺癌患者与同年龄组的 703 位健康男性进行了对比调查，结果发现，在 20～45 岁时同时拥有两个或两个以上性伴侣的男性患前列腺癌的几率要比这个年龄段内只拥有一个性伴侣的男性高 10%，而在 20～45 岁时曾拥有十个或更多性伴侣的男性患前列腺癌的几率则要比这个年龄段只有一个性伴侣的男性高 50%。上述调查结果表明，拥有多个性伴侣的男性由于无法保证性交时的卫生状况，很容易感染人类乳头状瘤病毒，而感染人类乳头状瘤病毒是国际公认的引发前列腺癌的原因之一
结语		一旦确诊前列腺癌，要积极配合医生的治疗，及时调整心态，调整饮食及生活方式

169. 前列腺癌病人能生育吗

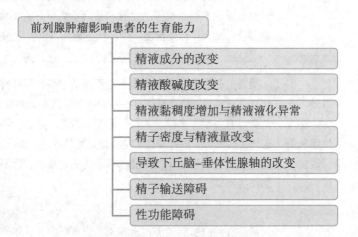

前列腺肿瘤影响患者的生育能力
- 精液成分的改变
- 精液酸碱度改变
- 精液黏稠度增加与精液液化异常
- 精子密度与精液量改变
- 导致下丘脑–垂体性腺轴的改变
- 精子输送障碍
- 性功能障碍

前列腺肿瘤影响患者的生育能力	精液成分的改变	精浆中含有一定量的营养成分，以供养精子并帮助精子运动。前列腺肿瘤时，精浆中可能会掺杂一些细菌、炎症性细胞，乳酸物质也会增加，细菌的毒素以及代谢产物也排泄在精浆中，细菌的生存和炎症细胞也大量消耗营养物质和氧分，使得精子的生存环境极其恶劣，因此而不能充分发挥其生育能力
	精液酸碱度改变	正常精液 pH 7.2～7.8，精子在这样的酸碱度下生存良好、活动自如。慢性前列腺肿瘤时，精浆中的酸性物质会增加，使得酸碱度下降，精浆偏酸性，当酸碱度降低到精子生存最低要求的 pH 6.0～6.5 时，精子便会夭折，不利于生殖过程的正常进行；前列腺液内白细胞也会使前列腺液的 pH 提高，并因此改变精浆的酸碱度，也不利于精子的生存
	精液黏稠度增加与精液液化异常	前列腺有慢性肿瘤时，前列腺液中大量液化酶的活性下降或分泌量减少，凝固因子相对增多，以及精浆中可能含有细菌，大量白细胞，甚至可能夹杂大量脓液，使得精液不容易液化，精液的黏稠度也会明显增加，不利精子的正常活动

前列腺肿瘤影响患者的生育能力	精子密度与精液量改变	健康男性每次射精量在 2～6ml，因精子所占体积微乎其微，所以精液量基本上等于精浆的量。前列腺出现炎症时，精浆的分泌量减少不利于精子的生存和活动；另一方面，精浆的量有时也会增加，使精子密度减少，精子稀释，也会影响生育功能
	导致下丘脑–垂体性腺轴的改变	慢性前列腺患者，尤其是久治不愈的患者，精神神经系统的症状往往常见。患者可能存在精神心理问题及人格特性的改变，患者可有失眠、多梦、头晕、记忆力减退、注意力不集中、疲乏无力、焦虑、精神抑郁，这些症状可导致下丘脑–垂体性腺轴的改变，可以引起生殖细胞和精子的凋亡增加，因而可以明显影响生育率
	精子输送障碍	前列腺肿瘤引起的慢性附睾炎、附睾纤维化，结节形成，输精管炎、射精管口阻塞等输出管道的变化，造成部分男性排精困难，或完全性的梗阻性无精子症，从而引起男性不育
	性功能障碍	一些患者常表现为性心理异常，同时伴有性欲降低、性功能减退，以致性兴奋或性活动明显减少。有些患者可发生不同程度的痛性勃起和射精痛、频繁遗精、勃起功能障碍、早泄等，因而影响生育能力
结语		男性不育症中前列腺肿瘤的发生率可以达到 5%～40%左右，因此患者有不育症的男子也应该对是否患有前列腺感染进行必要的检查和治疗，前列腺肿瘤可以通过以上的几个方面影响精浆成分的质量，进而影响患者的生育能力